陪伴Fiona在93癌症病房的奮戰手記，
母女攜手共創12歲的逆轉勝

那隻愛跳舞的腳受傷了

徐麗玉
王御庭 合著

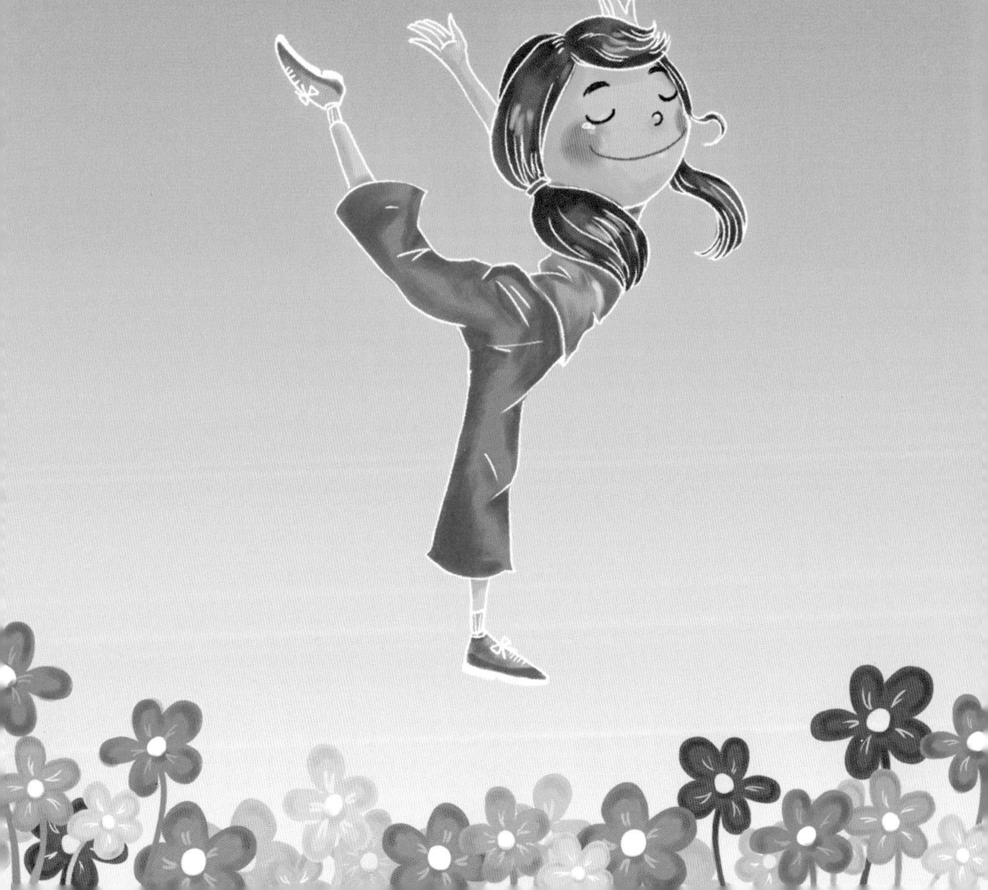

目錄 CONTENTS

一、青春的十二歲

Fiona的話：自我介紹

我是Fiona，我很愛跳舞，
爸爸媽媽每年都會帶我去世界各國玩，
但去年年初我確診了骨肉瘤，
雖然生病很可怕，很辛苦，很漫長，
但它讓我變勇敢了，
開刀前的我很害羞悲觀，
開刀後的我變的大方樂觀，
雖然我的人生不全是色彩，
但讓我更看重人生的體驗。

Fiona是個靦腆又愛撒嬌的小女生，非常崇拜被她視爲偶像的姐姐，從小就喜歡跟在姐姐的背後團團轉，一雙圓圓的大眼，小腦袋古靈精怪，很有自己的風格，喜愛探索世界、熱愛學習。

在學校社團練習下打得一手好太極拳和功夫扇，雖然個子小站在比賽場中很吃虧，但打拳舞扇的架式不輸人，常常征戰拿到冠軍。而演講說故事也難不倒她，閩南語說得溜溜轉，臺上生龍活虎一點也不怕生，幾次代表學校參加校外比賽也獲得佳績，或許是三歲開始學跳舞，常常上臺表演，所以上臺這件事對她來說習以爲常，她也很享受自己在舞臺上閃閃發光。除了學鋼琴，她假日還參加天使鼓笛隊，另類的吹著小號，是一個耐力很強不怕操的小女孩。

生活作息正常、不挑食、做事中規中矩，是一名乖巧的女生，對於學習這件事從不用媽媽擔心，她會利用下課或午休時間在學校就完成功課，她說：「這樣放學後她才有時間，沒有壓力的學習課外事物。」一放學後遊走在各個才藝教室，除了主科跳舞，還有彈琴、捏陶、下棋等，可以說是簡單版的琴棋書畫樣樣通。雖然媽媽每天要跟著她們團團轉的接送，但美好的車上時光，姐妹們會在車上聊聊生活的趣事、開開老師們的小玩笑，吵吵鬧鬧的開懷大笑，讓媽媽很享受接送時的母女溫情。雖然有時媽媽會記錯時間跑錯地點，但看著女兒們開心成長，一切都甘之如飴。

在假日沒上課和比賽的日子，就是我們全家踏青露營的時間。露營最開心的事，莫過於能用身體、用心去體會大自然，用旅行探險來閱讀世界的美好。

雖然有時會有小小的煩惱、傷心哭泣的時候，不開心的夜晚總要媽媽陪睡，窩在一起抱抱聊聊，傷心煩惱就隨之消失，談著自己滿心期望將要來到的國中生涯，夢想著踏上人生未知的旅途。

十二歲的你，正是青春美好之時！

而十二歲的Fiona卻正踏上生命棘荊之路！

「人生絕非走在筆直向上的坡道，總會有成功或失敗，勝利或敗北的時候，在這迂迴轉折的道路中，一步步的刻畫下成長的足跡。」——池田大作

二、那個罕見癌症選上我

Fiona的話：我生病了，我好怕

二〇二一年年初時，我的髖關股就開始痛了起來，走路時也會一跛一跛的，過幾個月後我的右大腿內部就腫了一包。隔一個禮拜我的右腳晚上睡覺的時候會痛醒，難以入眠，那種痛覺非筆墨能形容，還趁去學校上課的時候補眠，隔一個禮拜要參加太極拳比賽，比賽那天我的腳就像扭到一樣，無法蹲下去，一蹲下去就會痛，雖然第一場比賽很順利拿到了冠軍，但第二場就沒那麼幸運了，差點跌倒，隔幾天我們就去員基拍X光，醫生也覺得X光怪怪的建議我們轉去彰基看看。當我們在去彰基看診的時候，醫生也建議拍個核磁共振比較準確。回去看報告那天，醫生就把爸爸叫走，當下我心裡就想一定是不好的東西，不然為什麼他不讓我們知道結果只跟爸爸講，當爸爸回來後就跟我們說必須去其他醫院接受治療，當我知道我罹患癌症的那一刻，我一直哭一直哭，心裡想：「我還那麼小為什麼是我。」因為我不敢相信，我這麼小「它」為什麼會找上我，而不是找上別人，我心裡很糾結，我知道過程很辛苦，要開刀，可是我怕，我怕開刀？我怕打針？而且還會留疤？甚至掉頭髮？不能去上學？每個月都要在醫院承受痛苦？如果不成功怎麼辦？甚至復發了呢？

就好比毛毛蟲要蛻變成美麗的蝴蝶，卻在蛻變前遇到了重重危機！從沒想過癌症會遇上我們，但它眞實的就出現了！我們能突破阻礙，破繭而出嗎？

二〇二一年一月底時，Fiona突然說右邊屁股痛，心想應該是跳舞拉傷，我帶她去看中醫貼了舒緩貼布後她就說不疼了。後來因爲要考私中假日要補習，所以先暫停了舞蹈課，但發現她走路有時右腳會顚一下，我問她是腳不舒服嗎？會痛嗎？她回答：「不會。」因爲跟生長痛的狀況很像，所以我們就忽略不理。四月初，Fiona半夜哭醒了，說她的屁股和腳會痛，但隔天早上又好了。四月中她洗完澡後跑來跟我說：「媽媽妳看，我的腳好像腫起來了。」我仔細一看，發現她的右大腿內側腫了一個如乒乓球般大小的腫塊，我問她會痛嗎？她說不會，我們想說是氣血不通的氣節，再觀察看看吧！

直到四月十七日太極拳比賽的前一晚，她突然說：「媽媽我的腳很痛！」我當下回：「那怎麼辦？明天還要比賽，那妳先去休息，搞不好明天起床就沒事了！」（但我卻猜錯了！）

Fiona起床後腳部疼痛的感覺雖然有比較舒緩，但賽前她也不敢做太多的練習。第一場比賽打得很好拿到了第一名，雖然她說腳有些不舒服，但第二場比賽就要開始，只能讓她硬著頭皮上場。第二場比賽時她就連蹲的動作都沒辦法做，我心想不妙，要趕快去看醫生了。星期一馬上掛了骨科且拍了X光片。醫生檢查X光片後覺得怪怪的，打電話問本院骨科主任後，討論的結果應該是長期跳舞受傷，所以骨頭會有一層一層的膜，但醫生還是建議我們轉去他們的本院確認清楚。隔天剛好本院的骨科主任有門診，他一看到我們就說：「昨天我們有討論妳的X光片，片子看是這樣……」他又看了看Fiona的腳說：「但是腫起一球就不大對勁，我們就從最壞的去排除吧！」他又說最壞的情況就是癌症，常見的有三種癌。聽到這裡我心想不可能那麼幸運吧？隨即安排了四月二十六日照MRI。在等待的這幾天心情七上八下，莫名的不安，總是告訴自己：「絕對會沒事的！」

四月二十八日掛門診看報告，我們在診間等候時，醫生突然走出來將我先生叫到另一邊的走廊。Fiona一看到醫生出來把爸爸叫到旁邊時，她很敏感的問：「怎麼了？醫生爲什麼不讓我們聽，一定很嚴重對吧！」此時擔心害怕的她流著眼淚，而我當下心中也有底了，我安慰她，等一下爸爸會告訴我們。爸爸跟醫生談完後走過來，沒有隱瞞直接說出：「是骨癌，我們要到別的地方治療。」Fiona一直說：「爲什麼是我，我還是小孩？」雖然當下自己也很震驚，但內心一個強大的聲音告訴我，不能慌，要自己問清楚。我請爸爸先陪著她，我去跟醫生仔細問清楚。醫生說：「小孩罹患了罕見的骨肉瘤，右腳大腿骨頭布滿癌細胞，可能沒辦法保留，需要截肢裝上鐵的腳。」他接著說，這裡沒能力和設備幫她治療，但他可以幫忙轉介到臺灣最權威、專門醫治骨肉瘤的臺北榮總。他還親自寫了一張小卡，要我拿去北榮給吳主任，並且說：「他一定會幫妳的。」

我很平靜的走出診間馬上上網掛號，很幸運地隔天剛好就有門診，我沒有時間可以擔心害怕。Fiona哭著說：「我還這麼小，怎麼會是我？」我抱著她說：「別擔心，現代醫學科技發達，一定有可以治療的方法，如果一直想怎麼是妳，妳會深陷負面悲觀。我們把它轉念想，太棒了！創造勝利的機會來了！妳就是有這個能力可以超越，所以癌症才會選上妳。透過挑戰成功後，未來一定可以鼓勵更多小朋友，爸爸和媽媽也會緊握妳的手，陪在妳身邊。」Fiona畢竟是小孩，慢慢的安撫她，很快就冷靜下來。回到家一如往常，我們陪著她睡覺，看著她熟睡的臉龐，我和丈夫抱著痛哭，將一整晚的堅強釋放，如果右腳眞的要換成鐵腳，那對Fiona的未來會有多少考驗啊！Fiona只有我們，不管未來多麼艱辛，我們一定要成爲她堅強的依靠！擦乾淚水，先養足體力，因爲明天還有重要的事要面對。

隔天一早搭高鐵北上，我們在候車室拍下了合照，共同立下一定要勝利的決意！一路都很順利的抵達榮總，就像安排好的。偌大的候診區內只有一位病患在等待，敲了門很快就輪到我們。一進去就聽到主任爽朗的聲音，親切的和Fiona打招呼，第一次見面，Fiona有點緊張害羞。主任繼續說叔叔的女兒跟妳年紀差不多，這親切爽朗的聲音就像魔法般的給了我們安定的力量。主任看了MRI的片子說：「確定是骨癌，而且範圍滿長的，幾乎整個骨頭都是，要先切片確定是哪一類型，才能決定後續的化療藥物。先化療兩個月再接受手術，手術後再繼續六到八個月的化療，整個療程大概一年左右，可能要休息沒有辦法去上學。我盡快安排切片和裝人工血管，你們放心！她的腳可以保留下來。」當我聽到這句話時，顫抖的直喊：「眞的嗎？這眞的是太棒了！」眼淚又不自覺落下，那是感謝和希望的淚水。

我們不想耽擱時間，馬上安排五月一日住院，五月二日進行切片和人工血管手術。清楚知道治療方式後，心安了不少，面對癌症說不害怕是騙人的，但既然它選上了我們，那我們就用愛和勇氣陪她一起度過。

「你們絕不能敗給周圍的環境，絕不可失去那顆相信自己的心。在這世上，絕對存在著需要你才能完成的使命和非你不開的人生之花。」——池田大作

三、我才十二歲，那麼小，為什麼是我？

當彰基的醫生確定是骨癌時，Fiona哭了，像是無言的抗議般流著眼淚，我緊緊的抱著她，想把我全身的力量都給她，看著她流淚的樣子我的心也碎了，捨不得她這麼小的年紀就要承受這樣的苦難。她抱著我開口問了：「我才十二歲，那麼小，爲什麼是我？」一時間彷彿靜止了，我想這個考題也太難了，是啊！一年約五百位兒童罹癌，而骨癌約五十位，她竟然就是那罕見的其中一位！我沒有辦法馬上回答她的問題，我拍著她的背安撫她，她哭累了……漸漸的轉爲啜泣聲，雖然自己也很震驚不捨，但我不能害怕，我需要給小孩勇氣，我告訴她：「現在去想爲什麼會是妳？是毫無意義的，只會讓自己更傷心難過，不如換個角度去想，既然是我，我一定有特別的使命，才會讓我遇上這罕見的骨癌，那我要怎麼勇敢的去面對這個挑戰？如何去超越這個困難？才是現在最重要且該去面對的問題！而且妳有爸爸、媽媽、全家人的愛和信仰當妳的後盾，放心的接受治療才能超越疾病的考驗，透過妳的挑戰成功，就可以鼓勵更多的小朋友。」

她安靜的聽著，默默不語。我知道她內心的恐懼，原本應該是無憂無慮的年紀，她卻生病了，小小的年紀需要時間慢慢來接受，拿出勇氣來面對未來的考驗！那晚她一直不肯離開我一步，我抱著她，想給她安定的力量，累了的Fiona很快就睡著，看著她像天使般的睡容，我淚流滿面，一整晚緊繃的心瞬間崩潰，而爸爸也泣不成聲！捨不得小公主未來該走的路，但我們沒有退路，只能互相打氣，明天太陽會升起，誓願無論未來有多大的考驗，我們都會全力陪伴她度過！

勇敢需要常常練習，在周而復始的對話中，努力的讓Fiona一次一次的轉換心境，慢慢讓她從負面的悲傷轉換成勇敢的力量，終於在第二次化療後，這句話就再也沒有出現過，她接受了生命中的不完美，決定勇敢的逆風而行。

很奇妙的，在她心態轉換後，原本化療會產生的嘔吐及不適都漸漸消失，手術後的八次化療更是照吃、照睡、照玩，沒有一點異樣！我想這是她身體裡的生命力產生作用了，構足了強盛的防護網，我常笑她：「妳好強喔！病房裡三個人都在打同一種大魔王的化療藥，吐的吐，甚至五天沒吃的，就只有妳百毒不侵！」

四、跳舞的黃金右腳受傷了

偏偏在她最熱愛、最擅長的那雙跳舞的右腳長了骨腫瘤，這對Fiona來說是正中要害，但她成熟的令人心疼，笑笑的聳聳肩說：「沒關係，以後就不跳舞了！」她在治療中甚至不喜歡接觸舞蹈的消息，那是她不想觸及的傷痛，有多愛，就有多難過吧！

Fiona從三歲開始學習舞蹈，雖然天生條件不是非常好，但跳舞的熱誠從未消失過，從一週二小時上到一週八小時，從原本的律動上到芭蕾、民俗舞，進而到毯子功外加舞團，從這就可以知道她有多喜愛舞蹈！三歲上舞臺表演就初生之犢不畏虎，漸漸也能跟著姐姐們跳完一首舞，上了小學後在眾多才藝課尬滿的情況下，也堅持不放棄，舞蹈教室有一起練舞的好伙伴，辛苦的練習沒有疲累，常常有鬧哄哄的笑聲，有溫柔又像媽媽的老師，下課後全身黏答答的吃著美味點心，這樣的日子是她的生活重心。

原本的小型表演給了滿滿的成就感，她就動腦筋想著，多人壯膽一起參加比賽比較不會害怕，便拉著學校同學組成團體組參加比賽。幾次比賽後有了心得與自信，在小四暑假時和姐姐主動跟舞蹈老師說她們兩人想比賽個人舞，就這樣，整個暑假都在舞蹈教室中度過，一次不行就再接再勵，跳累了休息一下再繼續跳，拉筋拉到哇哇叫還是沒關係，跳不好被老師罵也是笑笑帶過，要是我早就放棄了。我問她：「還繼續練嗎？」她總是笑笑的點點頭，因爲她熱愛舞蹈，所以甘之如飴，韌性很強，從現代舞的可愛小青蛙到民俗舞的喜鵲，我看到了她的蛻變及成長，舉直右腳一直是她比賽中的經典動作。

在小六下學期因爲要考私立國中，所以春節後就幫她請假，先暫停舞蹈課全力衝刺三月中的考試，希望能順利考上私中的舞體班。考試當天學校擠滿密密麻麻的人，現在小孩眞不容易，這麼小就開始人生的大考。考完走出教室，我拉著她的手問她：「考題會寫嗎？」她說：「滿難的。」我笑說，不難才奇怪，放榜當天我們母女倆好緊張，一直盯著時間看，很準時的傳來成績通知，很開心Fiona順利的考上，我們開心的大跳大叫，而且Fiona考運很好，成績還可以上數語資優班，這又是另一個抉擇，她思考了幾天後說：「媽媽，我決定放棄下個階段舞體班的考試，選擇讀資優班。」

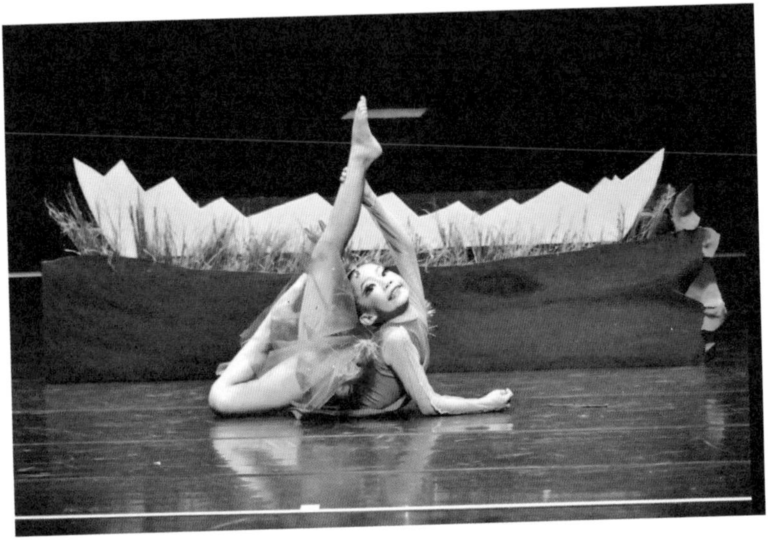

原本要開始練習的考試舞碼就在她的決定下暫停，舞團的妹妹們常打來問她何時要回去一起練舞，不知道是她有先見之明還是冥冥之中有預感，她都說好累哦，再休息一下，但卻在還沒回去跳舞前就發現了腫瘤，現在回想，如果當時繼續考舞體班勢必要再拉腿練習，搞不好黃金右腳會有骨折的風險，那後續的治療可能有不同的方式。

五、一定是天使來偶遇

第一次到臺北榮總看完門診後在候診間等待檢查單時，突然有個問題想請教主任，敲了診間的門，開門的剎那主任說：「媽媽你看，這一位十三歲的小孩。」他指著一個小男生說：「Fiona的狀況就跟這個小男生差不多，八歲發病治療，現在已經十三歲了，一點都看不出異樣。」

我仔細盯著小男孩，請他走一小段路給我看，如果不是特別說，還眞的跟正常人一般，當下我的眼淚狂掉下來，原本緊繃的心情瞬間消失，一個活生生成功的例子在我的眼前，心裡非常的震撼，我想他們可以超越過來，我們也一定可以！主任貼心的拿了張衛生紙給我，還說：「媽媽，我看妳一張衛生紙應該不夠喔，可能要給妳一盒才夠！」主任幽默的話化解我的尷尬，我當下回說：「現在開始我不哭了，因爲我有更重要的事情要努力。」我拜託這位弟弟可否向Fiona鼓勵一下？走出診間時弟弟的媽媽說：「原本我們不是看今天的門診，但因爲臨時有事情所以提前一周來，沒想到卻很特別的遇上了妳們。」我感動的說：「你們就是上天派來鼓勵我們的天使。」我拉著弟弟來到Fiona面前，他也貼心的握著Fiona的手鼓勵她，他們一家人以過來人的身分，給我們很大的溫暖和鼓勵，還提醒我們一些開始化療必須注意的地方，並告訴我們安心地配合主任的治療，好好的在93化療一定可以挑戰成功。當場我們互相留下聯絡資料，有什麼可以幫忙和協助的都可以互相交流。他們給我們打了一劑強心針，就像守護天使般，提醒我們在後續的化療過程中應該注意的事項，也是我常常有問題時請教的對象，夫妻都非常熱心，溫暖了我們，他們的經驗與分享，讓我受益良多。

六、國小生涯的最後一場比賽

Fiona的學校注重多元發展也常常參與各項競賽，而Fiona也勇於嘗試，樂在其中。早自修練太極拳，是消耗體力及健身的好社團，Fiona雖然個子小又瘦但打得一手好拳，是比賽拿獎的常勝軍。放學後她也參加了學校機關王的培訓，原本在二〇二〇年要比賽，不過因爲疫情取消了，但她們還是沒有解散，持續練習，爲下次比賽準備。在醫生初步判定是癌症時，Fiona心中很擔心沒有辦法參加五月一日這一場準備兩年的比賽，我也事先跟指導老師說我們要上臺北，治療情況不明朗，請老師先將原本四人的比賽，預做三人上場的最壞打算。在往臺北的高鐵上Fiona一直說：「媽媽，原本我們四人組的時間就是完成作品的時間，如果少了我，她們除了要完成自己的部分還要分攤我的，那怎麼會做的完？」孩子啊，妳很有責任感，也很在意這個比賽，但是現在妳的身體健康大過於這個比賽！

北榮門診後確認五月二日住院，時間就是這麼恰巧！我們還特別詢問醫生，Fiona的身體狀況是否可以可以參加五月一日的比賽？醫生說：「沒問題，只要注意腳別受傷就可以。」在回程的高鐵上我問Fiona：「今天很累了，我們直接回家休息，還是要回到學校去？」她沒有猶豫直接回答我：「當然要回學校去，我要回機關王的教室跟大家一起練習。」當下我被她的決心給震撼了，雖然擔心身體狀況，但我和爸爸決定支持她的夢想，陪她完成住院前的最後一戰。在高鐵上我打電話跟指導老師說：「醫生要她五月二日住院開始治療，Fiona可以繼續參加比賽。」老師們很高興她能繼續參加比賽，但爲了怕Fiona的腳受傷，他們重新安排工作，只要是高的機關組合就請同學協助，並要Fiona坐在椅子上負責組積木，盡量不要使用到腳，比賽前一天甚至從早上八點練習到晚上十一點，我們原本怕她太累，八點要先接她回家，她卻說：「我不累，我們是一個團隊，我要和大家一起共戰到最後。」看她有些疲累心卻很堅持，我們只能在旁陪伴，在睡前她還說：「好期待明天的比賽喔！」明明很累了，心卻是歡喜的。

隔天一大早出門，只睡了六小時，比賽時間從早上八點到下午四點，中間只休息一個小時用餐，比賽時間很長，我和爸爸都全程陪著，一起全力支持她完成手術前的最後一戰，做她最好的啦啦隊。

當天主辦單位之一的智高積木副總特別來表達關懷，她說：「昨晚聽到小孩生病的事很心疼，而小孩堅持完成夢想的心更令人感動，所以要贈送一些積木組給Fiona，讓她在醫院可以學習，用她喜歡的積木程式陪伴她度過辛苦的治療時光。」因爲指導老師前一晚有跟主辦單位提到Fiona生病但堅持參加比賽的事，所以他們還特別安排一位護士在比賽會場專門照顧Fiona，隨時注意她的狀況，眞的很感謝這麼貼心的主辦單位。中午休息時，Fiona一上到休息區就跟我說：「媽媽，剛才護士陪我走上來，還問我有沒有地方不舒服？我跟她說，謝謝妳，目前都很好。」

早上機關組裝是考驗體力和記憶，下午關卡實際操作就靠腦力和應變力，在看臺上看著比賽中的Fiona是那麼機靈，協調、安排、互補，團員們互相合作，一點也沒看到病態，生病的事早就被拋到九霄雲外，眼前的這場比賽才是關注焦點，中午吃飯還一直問老師卡關的地方要怎麼解決，盡全力要去完成比賽作品。我們在看臺上看著裁判穿梭問答，Fiona也能表達作品的創意和關卡的配置。最後在隊員團結合作下，在近二十個國小競賽隊伍中，獲得了彰化縣第三名，四位女生開心的抱在一起，我們也替她開心，在努力中獲得甜美的果實，也爲她在國小的生涯畫下美好的句點。

孩子！這場比賽就是給妳住院前最好的學習，妳用盡全力參加比賽，過程雖然辛苦但不放棄，堅持到最後一刻終於獲得勝利！讓我們帶著這樣的精神，向病魔挑戰，因爲不服輸就是勝利！

七、暖心的國小老師們

Fiona的話：跟老師和同學們道別

我被確診的那個禮拜，剛好要參加機關王比賽，也因為以後再也不會看到同學，也不能去學校上課，所以老師讓我專心於比賽上，畢竟這是我小學生涯最後一個比賽，也是在學校的最後幾天，再也不能見到老師同學，也不能上我喜歡的課程，更不能和同學一起結束小學的時光。

同學也會來機關王教室看我，跟我聊聊天，其實我並沒有跟他們說我生病了，因為我怕他們難過。我離開學校後的那幾天，同學們接二連三著的傳訊息跟我說：「我好想你喔！畢業前要回來找我們喔！」也會打電話來跟我聊聊天，其實本來也打算在還沒掉頭髮之前回去找同學，哪知道學校也因為疫情停課了，可是很慶幸的是畢業典禮是線上的，我終於可以參加畢業典禮了，雖然承諾過要回去找他們，但也沒機會了。

Fiona從檢查開始，我一直與學校的導師保持密切聯繫，在確認是骨肉瘤後導師更是像保姆般隨時在旁關注，也因爲學校的校護曾經在北榮93病房上班過，所以跟導師分享一些應該注意的地方。我們從榮總檢查回來，老師已在學校大門等我們，並要Fiona別走路，腳絕對不能受傷，要她搭電梯去訓練的教室，Fiona看到隊員們趕緊要跑過去練習，老師貼心拿著一張椅子要她坐著，別用站的練習，提醒隊員要小心別撞到她，遇到比較高的地方請其他隊員幫忙，看著她專注練習，把生病的事早拋在腦後，而導師也陪伴在旁，怕有閃失。

我向老師說明接下來的治療過程，老師說，那明天就有可能是她在學校上課的最後一天，我心裡想著是否該找些同學和她拍拍照，讓她在醫院可以看？但Fiona只跟同學說腳痛，不想讓同學知道她是骨肉瘤，那該怎麼著手呢？這時，導師突然跟我說：「我們來幫她跟同學留下紀念照片，我來跟同學說，因爲Fiona五月一日星期六要去比賽，請同學們來拍給她加油的照片。」好貼心的導師，把我心裡正在想的事付諸行動，隔天，導師也化身搞笑大師，讓拍照氣氛熱絡，留下了好多可愛的小六照片，導師的不捨和疼愛之心我怎麼會不懂呢？

剛開始住院時，導師常常來電關懷，並找了很多資料讓Fiona可以在醫院自習，更不時傳來同學上課的照片還有搞笑的影片，讓Fiona常常笑開懷，讓剛住院心情不好的Fiona轉移焦點，也三不五時視訊鼓勵Fiona要保持開朗的心，多吃東西，治療效果才會好。他把Fiona疼在心裡，還跟Fiona說，她是他教過最勇敢的學生，在最艱難的時候能正面積極的去面對。

學校中還有一位資訊組長，老師對AI自造科技新領域有研究，喜歡讓學生多嘗試學習，更帶領姐姐征戰無數科技領域的比賽，因爲陪練過程也與老師建立了革命情感，妹妹也很幸運的能在她帶領的團隊練習。在比賽前四天得知Fiona的病情，她說一定要以身體健康爲重，比賽是一時，學生是一輩子，後來得知治療時間是比賽後的隔天，而且Fiona說自己一定要跟著大家參加比賽時，老師感動的說，看Fiona不放棄的堅持到最後，要完成夢想的精神，她覺得是Fiona用行動在鼓勵她，跟Fiona比起來，她們現實的考驗簡直不算什麼，我一定要帶領她獲得好成績，讓她帶著勝利去面對治療的考驗。老師爲了圓Fiona參加機關王比賽的心願，讓她能安全的參加比賽，甚至在比賽前一天跟大會報告Fiona的身體狀況，結果比賽當天主辦單位還特別安排一位護士在Fiona旁照顧她，眞是VVIP的比賽待遇。當天比賽拿到彰化縣第三名，但老師在臉書發文：「今天實則應該開心，但心情卻是百味雜陳！小公主，相信妳一定能像今天一樣，戰勝面臨的重重難關，一定要記得，我們都會一直陪著妳！要加油！加油！加油！」

我也會跟老師們報告化療的進度和情況，每超越一次化療，老師也跟我們歡欣鼓舞一次，在整個療程結束後，老師們更幫她舉辦了一個特別的慶生會，慶祝她的重生。

雖然並不美好，但有老師們暖心的鼓勵和陪伴，我們眞的很幸福！

八、帶著滿滿的祝福上戰場

家裡的人得知Fiona罹患骨肉瘤後，都非常驚訝並萬分不捨，外婆更是好幾夜都無法成眠，心疼她這麼小就得到癌症，也擔心她瘦小的身體不知道能否承受化療的不適？但擔憂只能藏在心中，不論如何，家人將陪伴Fiona一起對抗病魔，並成爲她最堅強的後盾。

從確認治療到住院只有三天的時間，這中間還有二天練習比賽，住院的前一天五月一日，除了機關王的比賽，也是姐姐的生日，家人們約好要團聚吃飯也給Fiona祝福打氣，所以特別請Fiona挑了一間自己喜歡的餐廳。我們在比賽後和大家會合，在吃飯時大家說說笑笑，姨媽全場盡全力搞笑，試圖減低Fiona馬上要住院治療的衝擊，用滿懷希望的心祝福，用家人的愛給她滿滿的守護！

而親朋好友們知道Fiona要去住院治療，也紛紛要給Fiona鼓勵，舞蹈教室的老師知道Fiona罹患「惡性骨肉瘤」，更是捨不得從小帶到大的娃兒要去面對考驗，在背地裡難過的數度哽咽落淚，舞蹈老師和教室的妹妹們約好了，不論如何，在Fiona住院前要給她加油打氣，要我們一定要去舞蹈教室一趟。一下車，Fiona露出招牌的靦腆笑容，老師心疼的抱著她給她鼓勵，教室的妹妹們送給Fiona一個大抱枕，希望她抱著抱枕就能感受到大家與她同在。在舞蹈教室時手機又響了，是最疼愛她們兩姐妹的婆婆、阿姨、叔叔、乾弟弟們在Call人，名爲幫姐姐慶生，實際上也是要給Fiona辦一個祝福會，讓她帶著滿滿的祝福，勇敢的面對未來的考驗，兩個叔叔更不捨的抱著Fiona，爲她卽將要面對的化療挑戰流下心疼的眼淚。看著大家對我們的關心，大家要傳達的力量我懂，也很謝謝大家對Fiona的疼愛。雖然一大早就出門參加比賽，沒中場休息，晚上又連趕了三場，但每個人都給予Fiona滿滿的能量，滿滿的祝福，希望讓她加滿油上戰場。

回到家看到機關王帶隊老師的臉書上有今天裁判們的留言，我們何其有幸，有那麼多關愛我們的人，給了我們滿滿的祝福！

「她今天表現超棒，加油！祝她一切順利！」

「祝福她平安順心，事事圓滿！」

「爲孩子祈禱！希望一切順利！加油！」

「好精神！加油！」

滿滿三天的忙碌活動，反而讓Fiona沒時間可以擔心即將要住院的現實問題，這樣也好，但我相信經過今天機關王的比賽，Fiona不放棄的堅持到最後一刻，在比賽中盡全力完成作品最後獲得佳績，還有老師圓夢的用心、對孩子的愛，都給她上了寶貴的一課，我們將以今天比賽的精神，還有大家滿滿的祝福，奮盡全力的與病魔抗戰。

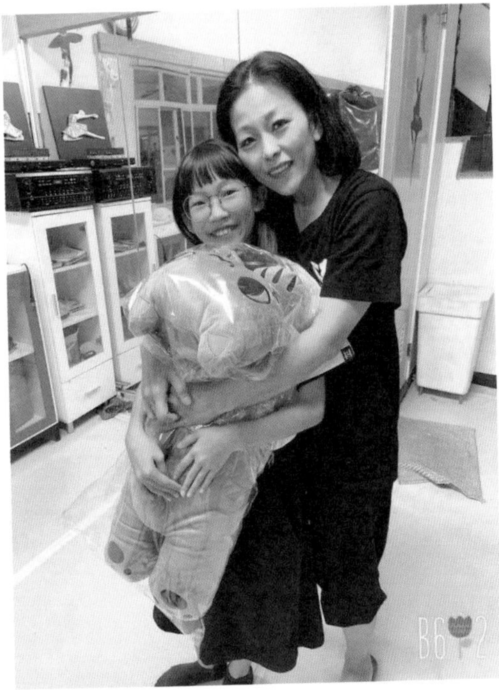

九、切片一二事

在北榮門診時，當主任說要切片檢查，Fiona害怕的哭著說她不要開刀，她不要，回家後一次一次給她心理建設。但理想與現實總是有差距，從住院第一天就開始害怕隔天的切片手術，第二天個管師就來探視，在和個管師對談時，護士來通知，勤務人員要來接Fiona去手術，Fiona開始慌張的哭，勤務推著輪椅來時，她抗拒的在病床上不願意下來，我和個管師一邊安撫一邊鼓勵，但她還是不願意下床，在心裡害怕，與恐懼交戰，用盡各種辦法推拖，堅持了十五分鐘後，理智終於戰勝害怕，她不得不面對現實，Fiona的個性是，當她想通，願意了，即使害怕也會去面對。來到手術準備室看到一整間的人，甚至還有比他更小的小孩，她的內心比較釋懷安定了，她問護理師：「等一下媽媽可以陪我進去手術室嗎？」護理師說好喔！護理師要我去穿上隔離衣，戴上帽子和鞋套，一走出來，Fiona的眼神很奇怪，我問Fiona媽媽這身裝扮好看嗎？她笑笑說，妳這個打扮還滿搞笑。我握緊她的手給她安心的力量，一邊跟她介紹環境分散她的注意力，我說：「這裡像不像過年前在追的韓劇《浪漫醫生金師傳》裡面的場景。」我們母女七嘴八舌的討論著待會兒進去手術室可能會看到什麼，我們就像在探險一樣，經過了像迷宮般的走道來到了手術室，看到大家忙碌的在準備著。她上手術臺後很成熟的問著麻醉師，手術到底要多久？你現在在做什麼？這個機器要做什麼？好奇的問個不停，等到麻醉師幫她上麻藥後，我就離開手術房，雖然只是一個小手術，在手術室外的我還是坐立不安。一個半小時後手術完成了，臉色蒼白的Fiona被推出手術室，我馬上衝過去，她半瞇著眼喊著媽媽，我握住她的手說：「媽媽在這裡別怕，一切沒事！」回到病房的Fiona麻醉還未全退，有點恍惚有點醉，但依然握住媽媽的手不放。

五月二十日住院醫生來幫Fiona切片的地方拆線，拆第二針時就發現傷口還有點開沒很密合，醫生說因爲打化療藥傷口癒合能力沒那麼好。拆完線後傷口用美容膠帶貼著觀察，每天消毒，注意後續還有沒有滲液出現，護理師也教我如何幫傷口換藥，叮嚀出院後要每天消毒傷口。

五月三十一日回醫院第二次化療，發現傷口復原的不好，觀察幾天還是有一些滲液，骨科醫生在巡房時說，傷口一直沒密合好這樣不行，爲防萬一，切片的傷口還是再縫合一下，傷口沒癒合好，打化療藥下去血球低引起感染，這樣都會妨礙後續的化

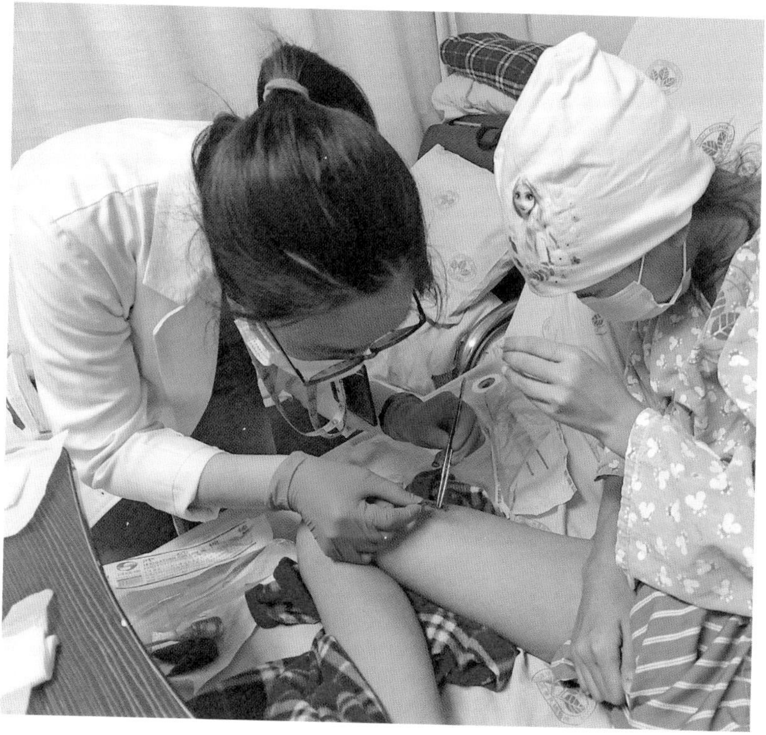

療。醫生舉了一個例子，一個壞蛋和九十九個卒仔要全部殺死，別讓它有機會製造更多卒仔。這簡單的處理原本打算在病房縫一下就好，但考慮妹妹年紀比較小直接在病房縫怕她受不了，還是進手術室再處理一下。權衡之下勢必如此，可憐的Fiona又要面臨第二次手術。

六月七日一大早七點就被通知要去手術，Fiona到了準備室沒有上次冷靜，沒睡飽又害怕，一直哭不停，一旁的護理師們都來安慰她，但她還是控制不住，還說我不要醒來的時候看不到媽媽，護理師說，我會特別註明妳到恢復室時要馬上通知媽媽進去陪妳。Fiona情緒還是沒辦法平靜下來，我想重覆的痛苦讓她恐懼，進到手術室還是哭，甚至情緒激動的跟麻醉師說不要把呼吸罩放在我臉上，護士再三解釋只要一下下就好了，媽媽馬上到恢復室等妳。大概三十分後聽到廣播喊著我到恢復室，一進去護士說：「她還未醒過來但嘴巴喊著媽媽，我緊緊握著她的手，讓她感覺媽媽就在她的身邊陪著，她也感受到媽媽的存在，一直喊著媽媽我要出去！我說好，等妳醒來我們就出去。」孩子，妳好勇敢！雖然害怕，但我們仍要向前邁進一步。

五公分大的傷口經歷了兩次縫合，傷口雖然不美，但最後在復原良好的情況下結案，眞是嚇死寶寶的兩次切片手術驚魂記。

十、領到療程的那張單子

切片後的隔天，我們就從骨科病房轉到小兒血液腫瘤科的93病房單人房，兩天內做了一連串的檢查，從耳科聽力檢查、牙科檢查有無蛀牙、心臟超音波、X光、骨頭掃描、電腦斷層等，一些化療前要先評估的檢查，也讓我們在榮總從這棟大樓逛到那棟，我們像是在走迷宮一樣，雖然我常自詡方向感很好，但說實話我還是有些霧煞煞，幸好有親切的勤務人員帶領，心安了不少。除了檢查外也來了營養師，教導化療期間需要的營養補給以及飲食要注意的地方，個管師也來關心問候有什麼需要協助，更特別是北榮有床邊老師，老師也先來打招呼和Fiona確認今後學習的方向。骨肉癌關懷協會的謙爸也來關懷，除了贈送協會的書籍，並和我分享自己孩子骨癌的治療心路歷程，謙爸說我們有好多貴人相助，沒有延遲就來到北榮，要我們安心配合治療。感謝好多人的加油打氣，讓有些措手不及的我們感到溫暖，謝謝你們，加油！

醫生安排星期四病情說明，爸爸一早就搭高鐵到醫院，Fiona看到爸爸很開心的撒嬌，有爸爸的陪伴一掃切片後心裡的陰霾，露出了這幾天難得見到的笑容。

要去病情說明時剛好醫院社工來和Fiona訪談，我們便放心去參加，在病情說明會中，洪醫生說明Fiona切片報告確認是罹患惡性骨肉瘤，並給我們一份治療計劃表，在星期一就開始進行化療。洪醫生仔細的說明惡性骨肉瘤的治療方式，要先完成五次化療，再接受手術，手術後再搭配八次化療，時間大概落在十個月到一年。接著介紹會使用的四種化療藥物，每一種化療藥物都有它的副作用，不是傷心、傷肝就是傷腎臟，而且化療後腫瘤壞死率一定要高於百分之九十，而右腳要請骨科評估是否用石膏先固定，避免有骨折的風險，才可採用生物重建方式用自體骨完成手術。我緊盯著醫生說明的畫面，手中不斷的記錄化療中該注意的各項清潔預防感染還有體溫變化等細節，深怕漏記了什麼，雖然短短的三十分鐘，我卻要把這十個月裡該注意和面對的地方吸收下來，什麼白金、小紅莓和黃藥，洪醫生說的很清楚，但我的腦袋無法瞬間吸收，我需要時間好好的消化。拿著療程的那張單子，心裡越是沉重和緊張，這個療程表就像考試卷一樣，要考高於九十分才能過關。

結束與洪醫生的懇談後回到病房，看到社工與正在哭泣的Fiona，我拉著爸爸退出病房在走廊上等待，一會兒社工出來，向我和爸爸說：「Fiona是個很成熟懂事的孩子，問我治療好了是否會再復發的問題，也說出心中的害怕，Fiona還聊到家庭生活很幸福快樂。」說著說著，社工竟然哭了！我抱著社工互相安慰，心中萬般不捨小孩所承受的苦痛，但只能擦乾淚再帶著微笑前進。爸爸特別請醫生開證明，讓他能在星期一Fiona第一次化療時來探病，陪伴我們一起面對，因爲一家人在一起就有心安的力量。

星期一洪醫生說，從電腦斷層片子看到肺部有三處霧霧的點，有可能癌細胞已轉移到肺部，而且Fiona的腫瘤指數2916非常高，她的其他病患大概在一至二百之間，所以早上有在抽血時請一位博士幫忙確認血液是否也有癌細胞，因爲這些狀況所以要調整化療藥的施打順序，從最強的化療藥先打，看看是否能先發揮最大的作用。我拜託洪醫生，即使只有0.01的機會也要拼，與我們一起創造奇蹟！

雖然這考卷一發下來考題一看很難解，但我不能慌亂，緊要關頭時更要保持冷靜仔細面對，因爲我們只能向前走沒有退路，縱使前方佈滿荊棘，也要奮勇向前，即使是濕木也要鑽出火苗，乾的土也要湧出水般的跟它奮力一搏，因爲我們不能輸，一定要贏得勝利！

十一、我想回家

Fiona的話：我，想回家

化療要在醫院住到血球上升之後才能回家，至少十四天以上，第一次化療時，我情緒還不是很穩定，所以會想回家，但因為化療後血球比一般人低，而且我的腳無法走動，外婆是自己一個人住，一樓客廳剛好可以擺放一張沙發床，所以只能住外婆家。有時跟姊姊和爸爸視訊的時候都好羨慕他們可以在家裡，開開心心的，想做什麼就做什麼，想吃什麼就吃什麼，毫無顧忌，但我卻因為生病要化療，吃的東西也變少了，像是我喜歡吃的甜點、飲料都不行，也不能吃到家裡變化多端的飯菜，只能吃比較營養的，有時我就會哭，為什麼是我生病？為什麼不能像正常人一樣住在家裡？但媽媽說遇到了就要去面對，好好治療，趕快完成療程，就可以回家，吃自己想吃的東西，做自己想做的事情。雖然療程很漫長，只要認真吃，血球養得好，就不會耽誤下一次的療程，離回家的日子就會越來越近。

剛開始住院是在骨科十八樓病房，在切片及人工血管處置好後，第三天我們就轉往九樓的93病房，經過種種密集檢查後很快的進行病情說明，時間一刻都不耽誤就開始化療。Fiona常常會突然安靜下來，然後整個人就哭出來了，我緊張的問她，是哪裡不舒服嗎？她直搖頭，抱著我說：「媽媽，我想要回家，我不要在這裡，我想爸爸也想姐姐。」哭的讓人好心酸，好心疼！原本該是無憂無慮探索美好世界的年紀，生病對她這個年紀來說是一個嚴酷的考驗，而且考題還不簡單！她只能待在病房，哪裡也去不了，怕右腳會骨折又不能下床，二十四小時全都待在病床上，而且是一日又一日待在四點五坪大的空間內！我只能笑笑安撫她：「其實媽媽也好想回家喔！想回家坐在花園喝杯咖啡，欣賞我的多肉。但是眞的沒辦法，因爲我們現在最重要的功課是要先將妳身體裡的壞細胞殺光光，我們才能健康的回家！而93是我們在治療中的家，而且媽媽是妳的貼身奴婢，妳可以盡情的差遣我（連宮廷劇都拿出使用），但妳不可以欺負我！」我不斷的想法子轉移她的焦點，但她想回家的心沒有改變。

晚上看著她的睡臉，說好堅強的心也鬆懈下來，眼淚也會不聽使喚的狂掉，如果可以改變，我願替她承受任何痛苦，但時空不能交換，現實不可能改變，我只能告訴自己，我是她最強的依靠，攜手陪她度過最難的這段路，擦乾眼淚，因爲我有目標要前進。

住院的前兩週是Fiona生命最脆弱的時候，也是最想家的時候，早上也哭，晚上也哭，吃飯也哭，眼淚像水龍頭沒拴住一樣，滴滴答答的掉，原來每天期待爸爸和姐姐下課後的視訊電話也不接了，有時接了也不願意說話，還故意用被子遮住自己，她用行爲掩飾她的想念，以爲不見就不會想念，我想這過程沒那麼簡單，她在一次又一次，慢慢的練習勇敢，也練習自己不能想家。

一天一天的減少哭泣，多了點笑容，或許是漸漸適應了，還是慢慢的懂得等待，等待可以回家的日子，Fiona變成每天在想我回家要做什麼，回家要吃什麼好吃的，列出了長長的菜單，從消極面對到正面看待，心轉個彎，她也找到了出口。

就在我們住了第二十二天，終於聽到醫生說：「很好，今天可以回家了！」這句話眞的好美妙，Fiona拿起媽媽手機打電話給爸爸，叫爸爸趕快來接她回家。我聽出她聲音中的雀躍，迫不及待想回家的喜悅。這時耳邊還傳來Fiona喊著：「媽媽妳趕快整理東西，打包行李……」

傷痛使妳更堅強，眼淚使妳更勇敢。

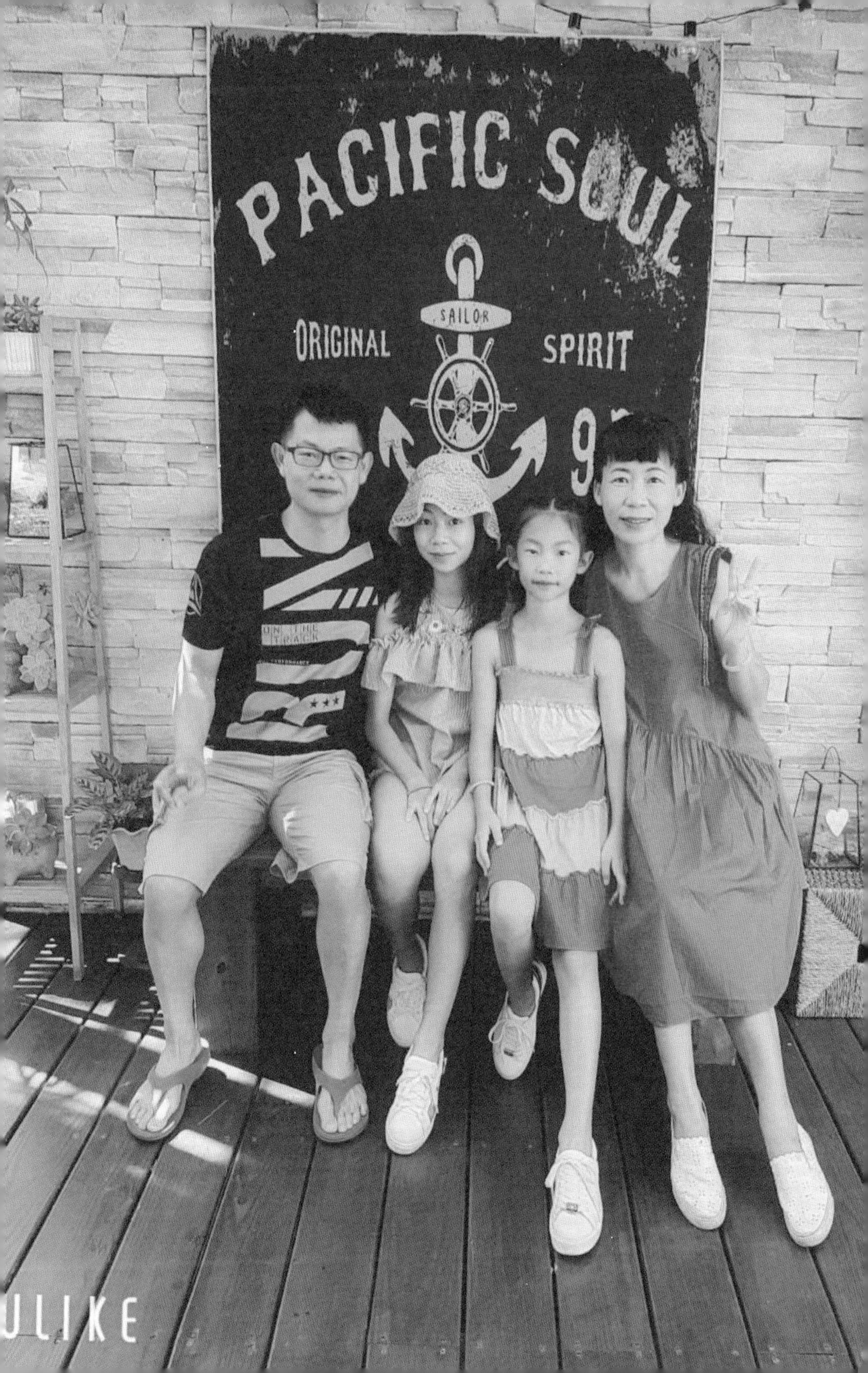
PACIFIC SOUL
SAILOR
ORIGINAL
SPIRIT
ON THE
TRACK
ULIKE

十二、掉髮後露出的完美頭型

Fiona出生時頭髮很少，我們沒幫她理過頭髮，但對頭型我可是斤斤計較，一定要圓的，長大後因爲跳舞要梳包包頭就一直留著及腰的長髮，有時媽媽綁頭髮綁到累了，會抱怨的說，我幫妳把頭髮剪短一些，她也不願意，所以長髮就是她的基本配備。升上小六後，或許長大了想嘗試不同的變化，自己說要在舞團發表會後將頭髮剪短捐出去，就在年初剪到及肩的長度，也是有記憶來最短的髮型。

在經過星期四的病情說明會後確定星期一開始化療，醫生也說明了開始化療後的不適和要面對的掉髮，並保證只要療程走完頭髮一定會再長出來。隔天星期五護理師專門提醒說：「今天理髮部有上班，可以叫他們來病房剪頭髮。」Fiona一聽說要剪髮，她立刻說：「我不要剪掉，我不要現在理成光頭。」雖然93病房的特色是光頭，但我心裡想，不一定全部的人都會掉髮吧？我們或許是例外的那一個，而且我可以每天幫她把頭髮編起來，所以我也支持她的選擇，不剪頭髮。

但是在化療第十六天後，在家要幫她洗頭先拆下橡皮筋梳頭髮時，當梳子一梳，頭髮是整撮整把的掉，看到頭髮掉那麼多，我整個人傻了，心在揪著，真的很難過和不捨，掉髮的這一天真的來了，眼淚不聽使喚無聲的流下來。雖然醫生前幾天就在預告會開始掉髮了，但我還是心存僥倖，期望不會掉髮，看著一梳一落的頭髮，Fiona竟然說：「媽媽，好多頭髮喔！這些掉下來的頭髮可以做成麵團了！」她學著揉麵的動作玩著她的頭髮，還要我等一下幫她把頭髮裝起來，她要留著做紀念以後還可以拿出來玩。要是換成掉髮的是我，現在我一定會徹底大哭，但Fiona用樂觀和堅強來看待掉髮這事，她用行動在鼓勵我，心念一轉，我就說：「幸好之前剪短頭髮，不然現在這樣掉下來，不是反差更大？我可能要用布袋才能裝下妳掉下來的頭髮。」

就如喜劇泰斗卓別林那樣，面對任何事都能一笑置之，將逆境轉變成歡樂！

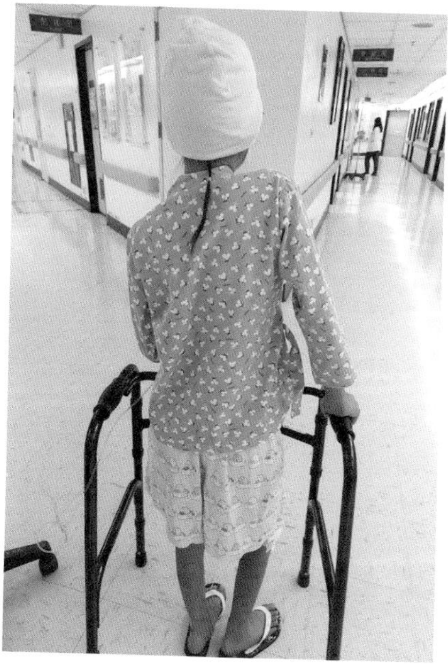

一開始害怕她會不習慣，我開始在網路上搜尋假髮圖片，跟她說我們可以買一頂假髮來戴又可以變換造型，她興趣缺缺的不大理會我，漸漸買假髮這件事被我們拋到腦後。爲了避免床上都是掉髮，我又變成美髮師，每天幫她綁著幾個小辮子，我們還幫她的頭髮取了一個小名「小毛」，這小毛從一開始的大崩落後就漸漸堅守崗位，彷彿盡忠職守的捍衛者，但小毛越來越少，慢慢從兩小條辮子，變成一條瞇瞇辮，洗頭時間也越變越快，簡單抹兩下就清潔溜溜。小毛也常成爲我們開玩笑的話題，這光溜溜的頭上還是有幾根誓死捍衛的小毛。在病房外散步時常聽到大家稱讚Fiona頭型圓圓的很漂亮，我很自豪小時候將她的頭型照顧得很好，現在終於派上用場。Fiona從一開始的不習慣以光頭示人，出了病房就要戴帽子，漸漸變得大剌剌的，最後直接不管它直接光頭出場，帽子只有在晚上睡覺時才派的上用場，而僅存的五六根小毛，也在十一月底徹底跟我們告別，93的特色就是光頭，我想誰也不例外。

就在療程結束後，小毛又再次蘇生，這次是以捲髮的姿態出現，小毛又開始執行任務了！

十三、環遊世界吃美食

Fiona的話：好難吃的食物

一開始住院我們都住在單人房，因為怕環境不適應，也怕吵，所以我們住了整整四十八天加上疫情的關係病房有管制，所以我們都吃醫院的餐點，因為醫院的餐可能吃幾天又是重複的，幾乎都吃膩了，也因為化療不舒服，噁心嘔吐，加上化療也會讓我的味覺改變，比較想吃重口味，所以吃了幾個禮拜後就怕了，更何況我們吃了四十八天。從此只要媽媽要點醫院餐，我都會阻止她，因為我吃到怕了！

一開始住院我對醫院的地理位置不熟悉，也不清楚附近有什麼吃的，北榮中正樓一樓美食廣場看起來還滿新奇，心裡想如果輪流吃一輪應該可以吃一陣子吧！但我的如意算盤打錯了，一週後碰到疫情漸漸升溫加上Fiona開始化療，而且剛開始Fiona比較沒安全感，我們又住在單人房沒人可陪伴她，又加上不知道化療藥引起的不舒服何時會發生，在種種考慮下訂醫院餐對我們來說最方便又安全，就著樣開啟了我們吃醫院餐的人生，而這一吃就是兩個月。雖然北榮的醫院餐很多元化，除了一般盤餐，還有風味餐、麵食類和燉盅餐，選擇還算多，但吃過一輪後，新鮮感漸漸消失，大概知道什麼餐好吃，什麼是踩雷的。而且化療打下去Fiona的胃口變差，沒有一樣覺得好吃，總是很哀怨的看著餐盤：「媽媽，我們每天都在小白菜、花椰菜、牛肉湯、香菇雞和鱸魚湯中輪替，能不能換點別的？我看到都想吐了。」

「其實我也想換啊！但醫院餐就是這幾樣湯和這些菜，醫院不是餐廳，能想吃什麼點什麼又搭配得色香味俱全，醫院餐是顧及營養但不顧美觀，爲了身體健康保持體力一定要吃。」但這些理性的話並沒有發生太大作用，吃飯變成了我們之間的拉鋸戰，一開始我無法理解化療下的食慾不好和味覺改變，爲了吃我們還鬧了幾次彆扭，有時送餐來時她會用被子蓋住自己，有時對著餐盤發呆，我不管她的反應，不吃怎麼行呢？在媽媽的好說歹說下她多少吃一些，其實她很乖巧也很配合，雖然有時也會上演吃飯配眼淚的情節，看她吃得難過我心裡也不好受。有一次和爸爸視訊時，看到爸爸和姐姐在吃炒泡麵，她好羨慕，說：「我也好想吃喔！」掛完電話後，她突然放聲大哭的喊著：「老天爺爲什麼要這樣對我？我想和姐姐一樣開開心心的在家！」看著她失控的吶喊！我的心也很痛！原本屬於她的快樂童年，卻要經歷如此辛苦的考驗，對於自己沒有同苦心理解她的不舒服，我也懺悔了好幾次。

但山不轉路要轉啊！我一定要想想辦法轉移她的注意力，有一天我們一起躺在病床上聊天，聊到曾經一起去過的國家和旅遊的趣事，她抱怨說，唯一一次我們去泰國沒帶她去。我就靈機一動的說，那我們現在去泰國旅行！Fiona說：「媽媽，我們現在可是在醫院，怎麼去泰國旅行？」我說那還不簡單，她看著無厘頭的我心裡一定想，我媽是瘋了嗎？我問她準備好了嗎？我們現在要出發了！她瞪著眼看我，我拿出手機說：「我們可以用手機，跟著網紅去旅行啊！一個小小的病房關不住我們的心，我們的心跟著Youtube介紹的內容已經飛往遙遠的泰國！」我們不約而同的關注美食，泰國米粉湯、海鮮酸辣湯，咖哩螃蟹，越看越興奮，哇！一掃這幾天吃飯的陰霾，一邊說醫院餐要怎麼改進，一邊討論下次去泰國要吃什麼，睡覺前爸爸打電話來，她開心的跟爸爸說她今天去泰國玩了，吃了什麼美食……興奮的聲音眞的很美妙！

後來醫院餐送來時，我會說：「忍耐一點，晚上我們要去哪一國吃宵夜啊？」轉移她的焦點，到了晚上我們一起窩在病床上跟著手機爬文，我們到了德國吃豬腳喝啤酒，到義大利吃披薩外加海鮮燉飯……環遊世界在各地吃美食，雖然不能眞實吃到，但視覺滿足了口慾，腦中分泌的多巴胺讓我們快樂，有時控制不住情緒興奮的討論著，還會被護理師抗議呢！我們克制自己的笑聲，關上手機，有時她愛撒嬌會把腳放在我身上，要我跟她在病床睡覺，問她這樣不擠嗎？這樣會不好睡吧！她搖搖頭，看她開心緊抱著我，其實這樣也很幸福，一起聊天，一起窩在床上，一起黏在一起，雖然有種種的考驗，但只要我們緊靠在一起，一定會超越眼前的困境。

隨著疫情吃緊的兩個月裡，醫院餐眞的是嚇壞了Fiona也吃到怕了，她甚至吃到後面連菜炒的味道、調的醬汁不同，都能分辨出今天廚師是否跟昨天不同人。幸好有各國美食支援，讓我們度過了無法外食外送的日子，往後只要病友說到醫院餐好吃嗎？她絕對是第一個喊NO的人。

十四、打針怕怕，媽媽更怕

Fiona的話：打針的樂趣

記得第一次照MRI時要先抽血檢查，因為我本來就很怕打針，而且打針很痛，更何況是看著一支針從皮膚裡刺到血管呢！而且我從來沒抽過血而且也不知道抽血的感覺是什麼，所以我哭了半個小時，還有一位社工看我哭很久，所以來鼓勵我說：「抽血不會痛，一下下就好了。」最後我提起勇氣去面對，它並沒有我想像的那麼恐怖。住院後更經歷了無數次的檢查、抽血、打藥、檢查、抽血、打藥的循環，而且我的血管算好找，一針就打上，不用像血管比較小又不明顯的人一樣戳那麼多次，甚至為了要找血管還在血管裡穿來穿去，慢慢的我已經不再畏懼抽血了，反而知道抽血的流程，雖然還是會痛，但畢竟習慣了無數次打在我手上小小的洞，現在的我已經不知不覺的愛上打針了。

小時候Fiona就很怕打針，常常要左哄右玩的轉移注意力下才能完成，在彰基要抽血檢查時，Fiona在抽血站前整整哭了三十分鐘，怎麼樣也不願意抽血，我怎麼哄她就是不要，一步也不願向前，哭到連護士和社工都來關注到底是發生什麼事，我想她們可能以爲小孩被打得很慘在哭吧！知道她因爲害怕抽血而爆哭後，也加入安撫的行列，妳一言我一語的，情緒才稍稍平靜，我想她心裡眞的害怕，害怕那未知的結論，所以不斷啜泣，不斷演練和自己的心對話。

最後在我分享了媽媽打針比妳更怕而且還緊張到暈倒下，她跨出了步伐，伸出了手臂，在爸爸的守護下完成了媽媽也快昏倒的抽血。有了這次的糾結後，Fiona應該戰勝自己心中無明的恐懼了，發現其實也沒想像中的恐怖，就漸漸接受了，之後在檢查手術及無數次的化療中，打針變得不再是一件害怕、討厭的事，雖然每次住院的第一天都要來個上針秀（打人工血管），嘴巴上還是會叨叨唸一下：「我不要打針啦！等一下我要先躲起來。」但在護理師來的時候，還是乖乖將衣服拉開，然後跟護理師說：「要記得幫我消毒乾淨喔！還有要數到三才能打喔！」然後眼睛看向媽媽，其實這時媽媽已經別過頭去躲起來了。

化療中Fiona也會因爲血色素太低要輸血，輸血這件事在93病房是見怪不怪，但對媽媽來說就是特別怪，護理師看我看到那包血時的怪異表情，直接說：「媽媽妳會怕喔！」

我回答說：「很怕，怕等一下暈倒。」

貼心的護理師說：「有小孩會怕血時，我們就用毛巾把它包起來！妳有需要嗎？」

天啊！眞的是救世主，我連忙說：「非常需要！」我想，護理師走出病房後一定會偸笑。

幸好輸血的事，往後不常發生，但我的膽量也慢慢的被激發出來，有時隔壁床的人在輸血，調皮的Fiona會說：「媽——妳幫我拿東西。」其實是假裝要我拿東西故意引誘我去看血袋，嚇嚇媽媽應該也是她的一種娛樂。

但媽媽也不是省油的燈，在Fiona幾次小伎倆後，媽媽也被激發了，驚嚇指數漸漸歸零，妳不怕打針，我不怕血袋，這回我們平手了！

十五、化療ing

Fiona的話：好苦的藥

化療時會容易讓口腔黏膜破洞，所以必須吃預防細菌的藥物，一種叫甘蔗粉的藥，那是我吃過最苦的藥，比中藥還苦，第一次吃下去會有一種噁心想吐的感覺，可是適應了之後就還好，但還是會苦，打化藥時，本來就會不舒服，加上還要吃很苦的藥，所以有時就會不想吃，雖然不甘願，但為了不讓嘴巴食道破掉而無法吃東西，還是要勇敢地喝下去。

當癌症眞眞實實踏入了我們家門，我能做的就是照顧好Fiona的身體，給她最好的營養對抗病魔，並且照顧好她的心靈，讓她樂觀抗癌。

從病情說明會那天拿到療程計畫表和幾張介紹化療藥物的單子後，我把Fiona會打到的藥物畫起來，不看還沒事，越看越害怕，小孩能撐過這些強烈的密集化療嗎？

而每個化療藥物會引起的副作用都很大，基本上除了噁心、嘔吐及血球會下降外，大到會傷心、傷肝、傷腎、傷聽力，要撐過才有手術的機會，要撐過才能迎來健康。除了配合醫生的治療，我還能做什麼？是我一直在思考的問題，我沒辦法代替她承受化療的身心煎熬，那只能在心靈和物質上給予她滿滿的能量，而我們的陪伴鼓勵和仔細的觀察記錄，才能有效的協助她走過化療的漫漫長路。

醫生宣告星期一要開始化療，總醫師提醒化療開打後需要注意的細節，蜂蜜、乳酸菌、生的食物絕對不能碰，所有的餐具一定要消毒，水果一定要削皮或去皮才能吃，吃進肚子的東西要新鮮，一定要在兩個小時以內用完，所以趁著還沒開始化療的這幾天，把這些未來不能吃的違禁品，趕快買來吃享受一翻，不然往後只能看著流口水。幸好Fiona平時就很少喝手搖飲料，外食機會也不多，吃的一直是媽媽牌的餐廳，問了問她有什麼特別想吃的，她只回了：「嗯！那喝一杯珍珠奶茶好了！」這國民飲料成了她期望的絕版美食。

因爲Fiona的腫瘤指數很高，所以更改了施打化療藥的順序，從原本的循序漸進，調整爲從最強的開始打，這一打就要連打一百二十個小時，洪醫生也說打這藥（IFOS）前兩天還好，打越多天累積藥物越多就會越不舒服，有的在第四天就撐不住，但希望能打滿五天，既然是這樣，我們也只能向前跟它拼了。

第一次打化療我們都很緊張，深怕哪一個不注意會有不良影響，住院醫師先來幫Fiona將人工血管裝上，Fiona害怕的哭得淅瀝嘩啦，在滿臉眼淚鼻涕下勇敢完成了第一次打人工血管，從化療管子到按控制化療的機器，再加上要安撫Fiona的緊張害怕，我整個人隨時在警備狀態，不敢放鬆。打化療之前要先沖水，打止吐跟胃藥等預備動作，以預防化療期間的不舒服。開打前護理師還拿出一個資料夾，交待從化療開始打就要照表操課，記錄每天的進出量，從嘴巴進去的吃喝，到身體排出的尿和嘔吐都要秤重後登記上去。剛開始打化療的那幾天不大習慣，真的就是倒了尿忘了記，吃了飯忘了秤，每天都在記憶大考驗，老是在不斷回憶幾點尿了多少？尤其是半夜，在半睡半醒之間最容易少瞄一眼、少記一下，幸好Fiona很機靈，會提醒我：「媽媽妳有記了嗎？」這時我原本要躺下的身體聽到後會迅速起身馬上補記，因為每班護理師都會結算出入量，入不敷出就要打利尿劑，利尿劑一打很快就有尿意，大概在一個半小時以內會頻繁想排尿，我們兩個就在尿尿、倒尿、洗尿壺、記尿量中循環。晚班的護理師們也都很貼心，怕打利尿劑會讓我們太晚睡，就盡量在十點前結算，我們就能早點用完休息，而我最怕的是打黃藥時還要測尿液的PH值，尤其是半夜，睜著張不開的眼還要對照PH值的顏色表，看的眼花撩亂，覺得每一格都很像，要多看幾眼才行，所幸我很快找出了平衡出入量的方法，盡量控制在剛好的範圍。漸漸的每次化療打利尿劑的次數越來越少，而我最愛的是聽到醫生說可以降水了，那我就可以收起電子秤，跟我的資料夾說掰掰了。

開始化療後一定要吃妮泰錠（又名爲甘蔗粉），醫生們一致認同它是很苦很難吃下肚的藥，必須研磨後泡水含在嘴裡漱口一下才能吞進肚子，但卻是預防黴菌感染必吃的藥物。雖說良藥苦口，但很多人都沒辦法喝，對Fiona來說也是恐佈級的考驗，剛開始喝，一倒進嘴裡，馬上把藥吐出來，慢慢的學會深呼吸一下就把它乾了，忍住後吞下，再趕緊塞一顆梅餅去除苦味。但也有喝不下去心糾結的時候，尤其化療不舒服噁心時，更恐懼喝甘蔗粉，這時我會減少次數，偶爾一次不喝，可減輕她的負擔。

在吃的方面，打五天化療是比較辛苦，剛打下去的前兩天食慾都還好，我會鼓勵Fiona多吃一些東西，儲存一些能量，她也都能乖乖配合，雖然吃了想吐還是會多少吃一些。第三天比較不舒服，吃不下，護理師也會貼心的說：「真的不舒服不要勉強她正常吃，讓她休息，睡過了就好。」所以正常用餐時間如果她還在睡，我不會特地叫她起床，讓她多睡一下，等她醒來時我會拿出預先準備的牛奶豆漿搭配餅乾水果，或是喝罐營養素補充體力，化療要是打完，隔天大概就能恢復正常，體力和食慾都會比較好，這時候就開始養血球作戰，盡量補足營養。

而化療藥進入身體，會產生噁心感，一般都會先打長效止吐預防不適，如果還有不舒服可以再請護理師追加中效或短效止吐藥，一開始不清楚藥性，Fiona噁心想吐我就請護理師加止吐藥，一兩次後Fiona說：「打短效止吐，頭會暈暈的像在坐雲霄飛車，很不舒服。」所以她會堅持不要打，慢慢的我們都抓住了要領，也因爲樂觀的面對，手術後的化療，完全沒有副作用產生，一切如常，照吃照喝照睡照玩，一點也不像在打化療。

在衛生方面，除了加強口腔清潔外，也要注意肛門護理，養成良好的排便習慣，不能便祕，剛開始不太了解醫生們和護理師提醒的便祕問題，想說生病前都很正常，在醫院可能比較緊張又轉換環境，所以兩天一次應該沒什麼大礙，但漸漸發現便便時間拖長，而且又硬很難解，有一次半夜有便意，因爲肚子痛又解不出來卡在肛門，坐了一個多小時才解便，肛門的黏膜有些受傷，讓Fiona嚇壞了。護理師要我用溫水加優碘稀釋讓Fiona坐浴泡屁屁，後來醫生開了軟便藥，減緩便祕情況，Fiona也養成了每天規律上廁所、解便後泡屁屁的習慣，從此跟便祕說bye bye!

剛開始化療時，Fiona半夜常會睡不安穩，有時會作惡夢，這麼小的年紀面對突來的病痛，會有極度恐懼和害怕的心情，我常常抱她給她力量，講講笑話舒緩心情，鼓勵她正向的看待，樂觀的面對。心的力量眞的是無比的強大，當她踏出病房敞開心胸接受生命的不完美，整個人就湧現無比的生命力，手術後的八次化療，即便是打大魔王IFOS（正常情況打i會唉唉叫），但Fiona一點反應也沒有，照吃照睡照玩，因爲心的轉變，那些化療的副作用就沒有再出現過，也在衆多共戰好友的陪伴下順利結束整個療程。

總有一段路不是那麼順遂，是會一邊哭泣一邊走完，當妳走過後才會明白，傷口是成長的資糧，而勇敢，是生命勝利的力量。

十六、不尷尬的線上畢業典禮

確認罹患骨肉瘤住院時，Fiona離小學畢業不到一個半月的時間，剛住院時同學也會不時傳訊息來問她，何時要回學校上課？她還期待的跟我說：「可以出院回學校上課幾天，等要化療時再回醫院就好。」看著她的完美計畫，我沒有潑她冷水，在安排化療時，她還跟醫生說，她希望六月十六日能回學校參加國小畢業典禮，醫生答應她，會盡量錯開醫療時間讓她可以去參加畢業典禮。

第一次住院就長達二十三天，回學校上課這件事就自動排除在外了，雖然同學知道她生病，但Fiona心裡還沒有準備好告訴同學罹癌這件事，我們也尊重她的決定，但一接近畢業典禮我們就擬定了A、B計畫。A計劃是如果沒掉髮就坐輪椅去學校，在同學還沒進禮堂前她先去坐在位子上，這樣誰也不會發現她有什麼異樣。B計畫是如果開始掉髮，就先買一頂假髮戴著假髮出席。最後甚至連血球太低怎麼回學校參加畢業典禮都想出了方案，不斷思考細節如何使計畫更完美。但俗話說的好：「計畫趕不上變化。」因爲疫情越來越嚴重，五月中宣布停課，所有學校採線上上課，五月底

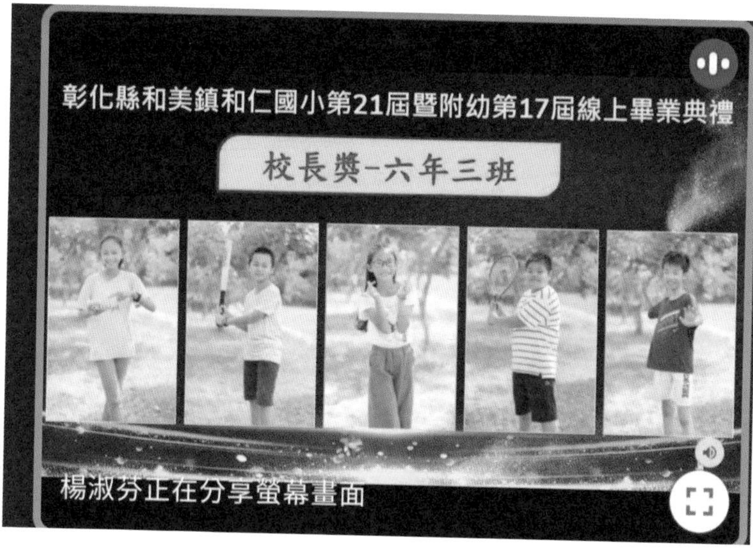
彰化縣和美鎮和仁國小第21屆暨附幼第17屆線上畢業典禮
校長獎-六年三班
楊淑芬正在分享螢幕畫面

又宣布畢業典禮也改爲線上舉辦，雖然我們的計畫派不上用場，但眞的是讓我們又了鬆口氣，不用擔憂怎麼變裝出席和擔心血球低免疫力差的問題，這時醫生又說要調整打化療藥的順序，所以畢業典禮那週我們還要留在醫院化療。這線上畢業典禮對Fiona來說應該是特別的禮物，讓她能在醫院輕鬆參加又不尷尬。

畢業典禮那天Fiona一改往常睡美人的封號特別早起，興奮之情全寫在臉上，一再確認網路連結，時間一到我和她一起線上參加畢業典禮，看著線上直播，她嘰嘰喳喳的說著，這是誰啊？那個班如何？那個老師如何？看著她彷彿不久前才從幼兒園畢業，怎麼一瞬間就要國小畢業了？

腦海中，Fiona國小的精彩生活歷歷再現，看著電腦螢幕我竟然感動的落淚，Fiona竟然說：「媽媽妳怎麼哭了？我要畢業的人都沒哭，怎麼換妳哭了？」其實媽媽是感動，小不點的妳即將又要邁向另一個成長階段，也很感恩妳遇到了良師益友，在這美好園地裡給妳滿滿又豐富的學習人生。

線上典禮繼續著，在頒獎程序時突然跑出了Fiona的照片，Fiona驚喜的開心大叫：「媽媽，我得到校長獎了！」我趕緊拿起手機拍攝，幫她記錄這獲獎的時刻，最後在校園回顧影片中結束了這第一次線上畢業典禮的初體驗，雖然沒有實體的儀式感，但我們能不尷尬的參加，留下美好的回憶就是一件幸福的事。

我也祝Fiona未來更加精彩，勇敢邁向人生的另一個學習旅程，與妳相伴，美好勝利！

十七、戳鼻子後的禮物——車遊

第一次住院就遇到疫情升溫，提升爲三級警戒，醫院實施新的住院政策，所以出院前總醫師就告知下次住院時間，並提醒住院前或當天要採檢PCR才能住院。因爲我們住得比較遠，所以無法前一天來快篩回家等報告，而當天快篩報告最快要六到八小時，採檢時間分爲早上和下午，要能當天順利住院只能在早上時段採檢，請我們自己要注意時間上的掌握。

爲了要能當天順利住院，爸爸還能早點回家照顧姐姐，我們事先計算一下時間，一定要在第一梯檢驗時到達才安全，住院當天凌晨4:30從彰化出發，7:50到達醫院，趕到報到處發現好多人喔！7:40才開始報到登記就滿滿人潮，可能是星期一的關係，又怕早上場次滿了要等到下午，所以爲了配合新政策大家都很早就來了，只晚十分鐘，卻抽到四十六號，心裡想完了，這眞的有得等了！第一批可能篩不到，我推著全副防護武裝的Fiona躲在人較少的角落，可能是等候報到篩檢的人只有我推著小孩，所以不一會兒就有一位小姐走到我的面前，拿了一張二十的號碼牌給我，說：「現在排到十九號，這張二十號給妳，馬上就輪到了。」我趕緊謝謝她，眞的是一早就有好運氣，辦完報到要到另一個地方等候篩檢，我們兩人看著人進人出的篩檢站，被戳完鼻子出來的人，有的擦著眼淚，有的一副不舒服的樣子，我們也開始緊張，看著一群嚴謹穿著隔離衣的醫護，恐懼感不斷升溫。從確認名字到消毒都不馬虎，因爲Fiona坐著輪椅，所以通融我們一起進去篩檢，因爲Fiona很怕，媽媽這時就要挺身而出說：「我先戳。」但靠近隔離板面對拿著又大又長棉棒的醫生，心裡也是怕怕，但不戳不行啊！只能硬著頭皮上場，說時遲那時快，拿棉棒直抵咽喉，忍著不適感，我心裡無聲的喊著快一點，就在覺得快要不能忍住時，棉棒飛快抽出，終於篩完了。Fiona瞪著大眼焦急的問我：「會痛嗎？」我回說：「還好，還可以忍受，記住別亂動喔！」Fiona被推著上場，一直跟醫生說：「要快一點喔！」然後轉頭請護理師不用幫她扶頭，她不會亂動，好佩服她心理夠強壯能勇敢的面對，就在她面露不適，快ㄍㄧㄥ不住時，醫生說：「好了好了！」這聲音實在來的剛剛好，終於結束我們PCR的初體驗。走出了檢驗室我們一直討論醫生戳鼻子的技術好不好，棉棒在咽喉轉動不舒服的感覺，還有下次要怎麼被戳比較不痛下離開了醫院，而鼻子被戳的不適感大概持續三個小時，到下午就幾乎恢復正常。

原本我們家就愛好旅行，因為快篩後要六到八個小時報告才會出來，我們事先就計劃利用這段時間來旅遊，趁著等報告的空檔，爸爸安排車遊之旅，帶我們透透氣放鬆一下心情。第一次我們從雪隧直達宜蘭，因為三級警戒觀光景點全部關閉，我們開著車沿著頭城海岸欣賞龜山島美景和蘭陽平原的開闊，而Fiona腳不方便下車，只能買了好吃的蔥油餅和拉麵在車上享用，雖然是車遊但我們開心的在車上聊天欣賞風景，也是一種簡單的幸福。

有了一次快篩的經驗後，一回生二回熟，心裡也比較不緊張，對於時間的拿捏也越來越準確，知道哪個時間點報到不用等太久，又可以趕在第一批檢驗，下午的時間可以順利辦理入院。車遊一開始讓Fiona暫時忘了要回醫院的恐懼，後來就變成住院前的必備行程，就這樣，八個月的治療，我們就各累積了十二次戳戳樂，從原本的心裡害怕被戳的不舒服感，到後來隨你怎麼戳都沒關係，鼻子好像也適應了，戳完馬上就恢復正常沒有一絲的不適。戳完鼻子後爸爸帶我們到各地遊玩吃美食，當成是我們被戳鼻子後的禮物，而我們也上山下海，從郊區陽明山、金山、深坑、淡水、基隆、萬里玩到市區101、故宮、中正紀念堂等，將北部景點車遊一次，也吃了很多網路推薦的美食，留下了美好的小回憶。

既然要面對，我們可以選擇用輕鬆的方式來看待，你將會激出不同的火花，創造出另一種樂趣。

十八、能出院回家的幸福

踏出了醫院，空氣中都充滿了香氣，沒有醫院特有的藥水味，晴空萬里，就像我們現在雀躍的心情，那是幸福的味道！

第二十三天終於踏出了醫院大門，聞到了新鮮空氣，遠遠看到爸爸的車，Fiona開心的喊著：「我在這裡！」當下我心裡想，爸爸要是聽得到才怪，但我選擇沉默的摸摸她的頭，望著小妮子滿懷笑容的臉，希望時間都停在此刻，要是能一直這樣那該有多好？一上車Fiona嘰嘰呱呱的跟爸爸聊天，少了在醫院的安靜，這興奮高亢的聲音聽起來特別的悅耳，好心情都寫滿整個臉上，能回家眞的是一件幸福的事。

打化療藥前醫生有說明，化療藥開始打的第十到十四天是血球低點，第一次要觀察血球的變化做爲以後的參考，過了低點血球回升後相對安全就可以回家，所以我們一直在計算可以回家的日子。因爲Fiona的腳不能走動，經過討論後我們決定出院時都回外婆家住，而擔任後援的爸爸早就在外婆家一樓的客廳放了一張Fiona專用沙發床，這樣就不用煩惱回家要樓上樓下移動，而且也有人可以輪替一起照顧，讓我能稍微喘口氣。Fiona每天在倒數著能回家的日子，在醫院就列了張長長的菜單和食物，想著外婆的拿手菜和醫院買不到的點心。

雖然只能回家幾天又要回醫院，而且也無法出門，只能關在家裡休養，但至少可以轉換一下心情。回家後Fiona胃口大開，我也趁機會給她補一補，這樣回醫院才有體力和本錢持續化療，所以回家就盡量針對補血球和血紅素著手，希望回醫院時血液數值都能達標。外婆和我一天讓她吃足六餐，吃完了早餐休息一下再吃點心，下午來個下午茶，晚餐後在追加個宵夜，我開玩笑說：「妳現在就像媽媽在坐月子一樣，吃好吃飽。」而心疼孫女的外婆每天問Fiona：「想吃什麼，阿嬤去買回來煮，我們的廚房沒有打烊時間，Fiona現點，我們現作。」看著Fiona吃的津津有味，外婆也忙得很開心，我也稍微能放下緊繃的心情，享受難得的歡樂時光。

回家除了吃得好，心情也很好，整個人有說有笑，顯得神清氣爽，即使在第一次回家後開始掉髮，她也能樂觀的笑著看待掉頭髮這件事，只要有家人陪伴一切就已足夠，回家充了滿滿的能量，繼續回醫院跟化療奮戰。對比回家的歡樂，每次要回醫院的前一天，Fiona總會顯露出淡淡的哀傷，Fiona會抱怨說：「我可以不要回去嗎？或是爸爸你可以偽裝成我嗎？」看出她的害怕，但我只能鼓勵她：「寶貝，眞的不是只有妳不想回醫院，媽媽也不想回去，但為了健康，我們非回去治療不可。」她雖然百般不願，但也能接受現實，住院幾次後Fiona在病房交了不少好朋友，對於回家還是一樣期待，但對回醫院也能坦然接受不再害怕，而「我不想回醫院」這句話就換成「明天要回醫院找朋友一起化療，一起玩」。

在八個月的療程中，我們在醫院整整住了二百零二天，回家不超過五十天，但家就是讓我們安心和放鬆的地方，我們把客廳當成房間，即使回家我依然睡著沙發椅，但這短暫的休息充電讓我們有了再繼續奮戰的動力，家是我們心靈的避風港，能回家眞好！

十九、那些不能下床的苦日子

妳能想像一個正值青春活力的小女生，整整三個月都躺在床上，不敢下床走路，一切事物都離不開床和輪椅，從對罹癌的埋怨到接受、再到釋懷，用著勇氣與樂觀向著病魔抗戰，順利度過了手術前的化療？

第一次北榮門診，吳主任就提醒我們要小心保護好腳不能骨折受傷，住院以後，原本評估是否可以先打石膏來保護腳，但因爲Fiona的腫瘤在大腿而且範圍很長，醫生說打石膏發揮不了作用，所以用打石膏來保護就自動棄權，只能靠自己小心守護黃金右腳。護理師更提醒我們千萬別大意，這隻腳非常脆弱，要非常的寶貝它，如果不小心骨折的話那後續就會很麻煩，也舉出了在醫院化療中骨折的例子和我們分享。在大家的耳提面命和Fiona自己的擔心害怕下，從切片的那一天開始到手術的這三個月，Fiona都沒有下床走路，所有的生活全部都在床上度過，在不到一坪的床上過著她的每一天。我們正常人在床上躺一天就覺得腰痠背痛了，何況她吃喝拉撒睡都在這個範圍，Fiona算是一個很能忍受的孩子，沒有抱怨過不能下床，躺累了搖起床坐起來，坐累了再躺下去，我可以正常走動紓解一下身體，也還可以偶爾去茶水間放風一下，看著Fiona不論晨昏只能坐著或躺著，無論心情好壞一樣在這床上，加上打化療藥的身體煎熬，這根本比坐監牢還苦！但我們沒有時間可以沮喪，只能轉換方式來面對這個困難，幸好之前看了太多宮廷劇，我跟Fiona說：「妳現在就是王宮娘娘，有事就儘管差遣奴婢我。」我還會故意做出誇張滑稽的動作逗一逗她。有時眞的很不舒服時，她會要媽媽抱抱，給予她溫暖的力量，既然只能待在床上，那我們就把床上的生活過得順手一些。

在病床上吃飯、上課、刷牙、擦澡這些都算小事，「那怎麼上廁所呢？」一開始用床上便盆，因爲不習慣都要醞釀很久才有辦法上出來，有時Fiona力道太大沒控制好就要換床單了，後來讓Fiona試著把腳移到床邊，用健康的腳支撐，學習使用尿壺。上大號要攙扶她挪到床邊使用便盆椅，一開始手忙腳亂鬧出很笑話，漸漸的我們練習出了她安心我也放心的作法，而且默契十足。而長時間躺在床上，肌肉會有點萎縮身體無力，這時我們會做一些簡單的床上伸展運動，因爲右腳不敢使力，導致手術前右腳無法伸直，如果繼續這樣下去，手術後可能會有左右腳長度的落差，在醫生的教導下加上Fiona有舞蹈底子，積極利用拉筋動作，終於在手術前讓右腳能伸直。

在小心和忍耐下終於度過了五次化療，而那些躺在床上難熬的時光，沒有經歷過的人很難體會，原本東奔西跑，熱愛跳舞、喜好運動的Fiona，面對那些不能下床的辛苦日子，還是用堅強守護她的腳，期待能在手術後重新走在健康之路。

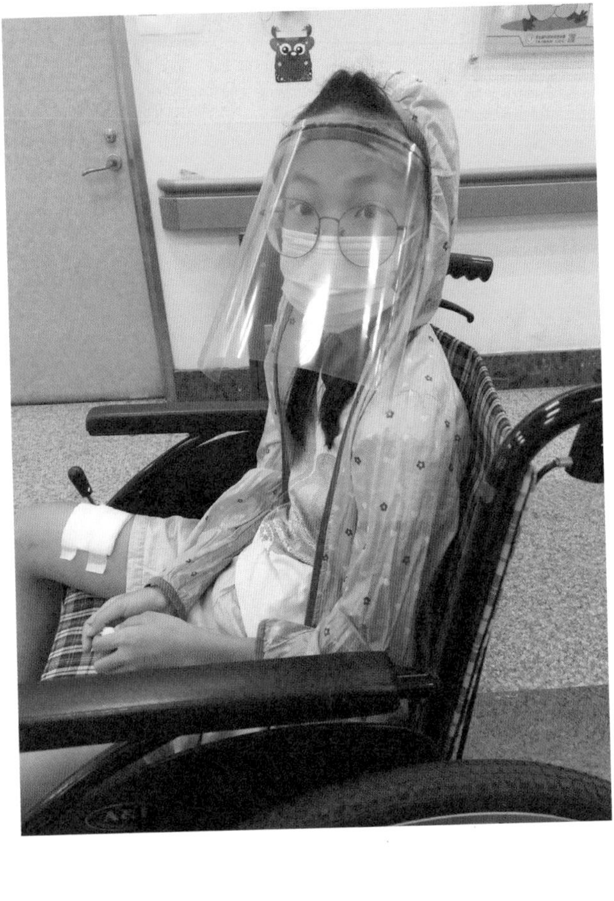

二十、OMG！病危通知

第二次化療時，疫情開始告急，醫生們也輪流上班，原本化療完白血球低點應該是在第十四天，但在打完的第十二天，早上抽血驗白血球還有6000多，醫生來巡房時說：「血球看起來不錯，因爲疫情關係，在醫院還是有風險，回家比較安全！」Fiona一聽到可以回家，兩個眼睛發亮，當我還在擔心血球會再降低時，Fiona一直說：「醫生說可以回家，我要回家。」如果這時我說不行，她可能會開始爆哭了，跟醫生討論後，先再補一針生成素再出院。Fiona興高采烈的歡呼可以提早回家了，但媽媽心中有點擔心，醫生也提醒說：「如果眞的有什麼異狀或是發燒一定要回醫院，但妳們住鹿港路途遠、車程久，就先到臺中榮總醫院找黃主任。」於是媽媽帶著忐忑的心在Fiona滿心歡喜中出院。

回家第一天晚上要睡覺時Fiona就說她的頭稍微痛，晚上大便有些硬，但也沒太大異狀。第二天午餐時，發現她有些不對勁，原本期待的菜色一上桌她卻沒什麼吃，問她這些菜不是妳點的嗎？怎麼不吃？她回說突然覺得沒什麼胃口吃不下。兩點多又說頭痛痛，我直覺拿起耳溫槍一量，螢幕顯現三十八度，我又換另一耳也是三十八度，天呀！發燒了，擔心的事發生了，Fiona一聽發燒也很緊張，我告訴她別怕，我快速整理行李，內心緊張程度爆表，Fiona一直問怎麼辦？我說別擔心，趕快去醫院就沒事了，剛好中榮黃主任下午也有門診。原本到臺中三十分鐘的車程，怎麼覺得比去臺北的車程還久，看著Fiona不舒服的躺在車上，我腦中開始想會不會是哪裡感染？我每天都有確實的檢查身體，沒有什麼紅點或傷口，嘴巴也沒破，一切都很小心啊！趕到中榮三點半抽完血，主任一看白血球剩380，說要馬上住院，他立刻打去門診快篩請採檢等我們，不然疫情下到急診快篩風險相對比較高，眞的太好了，時間押的剛剛好。採檢後護理人員告知快篩最快四小時知道結果，我們決定先回家讓小孩可以舒服的休息一下，六點半退燒了，稍微吃了些東西，九點半從家裡出發，算一下時間應該差不多，十點就在醫院外面等通知。但時間一分一秒的過去，心裡的擔憂越來越大，十一點過了還沒等到通知，看到小孩在車上不舒服，又想到網上查的白血球過低會引起的風險，越想冷靜與理智越斷線，我和爸爸開始語無倫次，開始罵疫情，罵醫院，心裡擔心不知道哪裡感染，心急如焚怕小孩有什麼危險！十一點半忍不住打進去病房詢問，住院醫師說幫我確認，結果就是在Fiona檢驗出來，但媽媽還沒出來的烏龍事件下繼續等待！終於在凌晨一點通知住院，這三個鐘頭不知死了多少細胞，被安排到隔離保護病房，進到病房雖然不熟悉，但心卻放心下來，因爲在醫院最安全。打了點滴抽完血，護理師交待留尿、留大便全套檢查外加抗生素伺候，我跟Fiona開玩笑說：「這次吃全餐。」她還給我一個苦笑說：「媽媽妳還在苦中作樂啊！」我說：「是啊！這難道不像去麥當勞，點了漢堡、炸雞外加薯條、可樂和玉米濃湯的全餐嗎？」一天的緊繃心情稍微放鬆。

隔天一早主任巡房時說：「發炎指數不高，先打抗生素和血球生成素治療，有可能是便祕肛門出血感染，再做血液培養看是哪有問題，一切要多留意。」十點護理師拿了病危通知單要我簽名，OMG！病危通知，是要嚇死我嗎？護理師說：「因爲病人血球太低會有各項感染的風險，所以醫院會發病危通知。」在簽名時我的手還會發抖，這不是電視上才看得到的情節嗎，怎麼現在角色換成我？幸好Fiona在睡覺並沒有看到這嚇人的一幕。二十四小時內的第二次警報，我緊張的心跳加速，只能告訴自己沒事沒事，別自己先嚇自己，一定能安然度過！原本昨晚一夜沒睡好，現在眼也不敢闔，怕有什麼狀況我沒注意到，所以我也不敢大意。因爲長期臥床容易便祕，血球低容易造成肛門破裂出血，所以現在上完廁所一定要泡盆，飲食用品更加謹慎清潔消毒，後來也沒有再發燒。在持續打生成素的加持下，血球也慢慢變高到740，住院第五天達到9170，而一切檢查培養都沒問題。最後歸結原因是白血球太低引起發燒，非常感謝，在醫護的照顧下解除危機，拆彈成功！

化療第一次發燒就領到病危通知，真的是一個震撼教育！

二十一、疫情下陪病大不易

最初要住院之時，外婆和我打算一起在醫院照顧Fiona，兩個人在醫院有伴可以互相支援輪替，但到了醫院後才發現因爲COVID-19疫情，醫院早就規定陪病者只能一位，原本打的如意算盤因爲疫情管制而被迫改變，所以在切片手術後外婆就先回彰化。剛開始確實有點措手不及，尤其轉到93病房後，馬上一連串的檢查，除了體力的消耗外，還要花心思陪伴Fiona好減低她的恐懼不安，又要學習化療照護的工作，而且開始化療後Fiona身體不適，想吐又吃不好。前兩個星期眞的是最煎熬的日子，全靠意志力在撐著，幸好有家人無時無刻的電話關心，而且有人可以跟Fiona說說話聊聊天她也會很開心，因爲在單人房只有我和Fiona兩人，有其他人可以聊聊眞的很棒！

陪病沒有我想像中的容易，雖然小孩是我自己帶大的，但在醫院跟在家裡差很大，沒有自由自在的空間，無法吃喜歡的食物，沒人可以分擔照顧，沒有辦法安心睡覺，幸好我有好的信仰讓我有正能量，還有病房的那一大扇窗，望過去的觀音山景色美非常療癒，坐在窗邊看向窗外是我最好的紓壓方式。

就以吃來說，因爲疫情升溫，Fiona又不能下床，我們只能點醫院餐，雖然醫院餐還算多樣化，但好吃的、喜歡吃的就那些，同樣的餐點大概兩、三天就會重複一遍。護理師常笑著說，醫院餐我吃一週就膩了，而我們居然可以吃兩個多月實在很佩服。其實我也不想，但沒有其他選擇，我們常看著餐盤，幻想自己現在在吃各國美食，我呢？比較好解決，知道一定要吃才有體力，但Fiona是孩子，只有喜歡與不喜歡吃，有時也勉強不了，看著她眼淚配著飯吃，心裡有千萬個不捨，但爲了健康還是鼓勵她要多吃一些，她其實也很乖巧，擦乾了眼淚還是會吃。第二次住院我就學聰明了，推了兩個大行李，裡面裝滿她喜歡的餅乾、飲料、補給品來支援住院期間的飲食。

關於睡覺這件事，也是很大的挑戰，每天睡著不怎麼可愛又不怎麼大的陪病椅，雖然我很瘦，但硬硬的墊子讓我躺這邊也痛，躺那邊也痛，只能固定一種睡姿，常常輾轉難眠，有時好不容易睡著了，就被小聲的媽咪聲叫醒。因爲Fiona打化療補充很多的水分，再加上打利尿劑的關係，晚上比較密集想上廁所，有時半個小時，有時一兩個小時就想上一次廁所，我聽到Fiona叫媽媽就知道要先去拿尿壺再扶她起來，接著收拾清理做記錄。所以好長一段時間，我的睡眠很淺，只能斷斷續續，對身心是極大考驗。

其實陪伴期間，最擔心Fiona的心情，尤其是想家時的情緒崩潰，都要特別花時間陪伴和對話，隨著住院時間漸漸拉長，身體狀況緊繃，有時自己的心情也會低落，更不用說血球低時，我的照顧壓力大，Fiona噁心不舒服而鬧脾氣不吃藥，我也會生氣的罵她不愛惜身體。看著她的眼淚，自己馬上就感到懊悔，她是病人，化療期身體本來就不舒服了，我不只沒體貼她還跟她吵架！我抱著她跟她說對不起，希望我們彼此都能更進步一點，在這困難的時刻我們要一起合作，打敗身體的壞細胞！

疫情之下幸好還可以回家，雖然只是短暫幾天，但能讓自己身心喘息，轉換一下心情，等儲值了能量再回醫院，過著我們彼此倚靠的日子。

二十二、睡美人

一般骨肉瘤化療施打順序是從化療反應較小、時間最短，只要四小時的黃藥開始打起，接著進階打四十八小時的白金和小紅莓，最後打最長五天一百二十個小時的好克癌。但因爲Fiona腫瘤指數很高，洪醫生調整了化療的順序，要從最強的化療藥IFOS打起，醫生說：「打到越後面會越不舒服，有的人打到第四天就沒辦法再撐下去，但我們希望Fiona能打到五天。」聽了醫生這麼說，我心裡是既擔心又害怕，第一次化療就來了大魔王，這對Fiona來說是一個很大的考驗，但這次要是撐過了，往後的化療應該會輕鬆很多。

因爲在醫院的時間實在太多了，Fiona又沒看電視的習慣，也不愛玩手機，而學校課業剛好告一段落，只能在醫院偶爾看看書打發時間，還有床邊老師會來上課。開始化療後會產生噁心感，打了止吐劑她就會頭暈想睡覺，跟著化療打的天數增加，她睡得時間也越長，她很能睡也很會睡，一般病房早上七點會送餐，還有清潔打掃，護理師來打針，外加化療點滴的叫聲，這些吵雜的聲音對她一點都不構成影響。一開始我會叫她起床吃早餐，簡單吃完後她又繼續睡，後來打藥越來越不舒服，我就不特別叫醒她讓她睡到自然醒，幾乎是每天早上要睡到十一點多才會正式起床，我和護理師就笑稱她是睡美人，早上醫生巡房時，Fiona總是在睡覺，醫生也說：「怎麼每次來都看她在睡覺？」我想，她用睡覺來面對化療的噁心不舒服，就像護理師說的，睡過了就好，打第五包化療藥時，一天二十四小時甚至睡了快二十個小時，眞的是用睡覺把不舒服睡過去了，原本醫生還擔心她精神狀況不好是不是電解質失衡，但化療藥打完後她又恢復正常。

雖然往後化療副作用的情況大大減低，手術後打化療更是一點反應也沒有，而這一睡就睡成習慣，而睡美人的稱號也叫順了。床邊老師一開始都會早上來看她，和她約上課時間，但每次來她都還在睡，久而久之老師就知道下午才能來找她，而上課時間不用問了就固定在下午兩點。有時早上我會故意挖她起床，但早上時間好像耳朵關了無識別系統，怎麼翻怎麼叫都呈現無反應狀態。當然也有例外早起的情況，並不是哪根筋不對了，而是她前一天突然想到隔天要吃外帶早餐或是和玩伴們約了要一起玩，這不用叫她的，自動裝置會開啟，早早起床等待，而早上洪醫生巡房遇到早起的Fiona時會說：「哇！難得看妳醒著！」然後她會靦腆的笑一笑。

因爲Fiona晚起，所以早上是媽媽最悠閒的時光，我可以做運動、唱唱題，喝杯茶和其他病房的媽媽們聊天對話，迎接睡美人Fiona醒來的那一刻。

二十三、我的花輪醫生

Fiona的話：我的花輪醫生

我的骨科醫生叫吳博貴，我幫他取了個綽號叫花輪，因為我每次看到他的頭髮都是翹翹的，可能因為太忙或戴手術帽的原因吧！他人很好，也很親切，嗓音也很大，在病房裡就可以聽到他明亮的聲音，非常有精力，唯一的缺點是他幫我開刀開的很痛，我最印象深刻的是我開刀完後他走進病房的第一句話是：「你現在是不是很討厭我，幫你開刀開的那麼痛。」其實真的很痛。我覺得當醫生的人很辛苦，有一次我看到隔壁病房也是給博貴醫生開刀的，他開到晚上很晚，早上還要很早起床看病人，所以媽媽說醫生都不是人當的，是超人當的。

因爲遇上你，我們好幸運，Fiona未來的人生路途將會不同！感謝你，Fiona的守護者！

彰基骨科沈主任要我們轉診到權威的北榮，並寫了一張便紙條讓我帶去轉交給吳博貴主任，我還擔憂的問一下，他會幫我們治療嗎？沈主任肯定的回答我，一定會。一出了診間我急著拿起手機照著紙條上的名字上北榮網站掛號，很幸運的隔天早上吳主任就有門診，當下為了安撫Fiona，沒有心思去瀏覽網頁，等Fiona睡了後我的心情也比較平復了，我上網去查看，嗯！看起來有點嚴肅有點酷的照片，但這不是重點，網路上很多簡介，我稍微滑了一下，祈求明天北上門診一切都要順利。

到北榮一進到診間首先聽到親切爽朗的聲音，像鄰家叔叔一般話家常的問候，讓Fiona放鬆了不少，親切的對話，溫暖的話語，讓我們的心瞬間從徬徨緊張中獲得了解放。吳主任詳細解說治療方式，化解了我們心中的不安與擔憂，而剛好有一位男孩回來門診，主任立刻跟我介紹，讓我見到治療痊癒的實證，活生生的勝利例子在我眼前，太震撼了！我激動的落淚，主任貼心的遞給我一張衛生紙，還說：「媽媽我覺得一張不夠，可能要給妳一盒喔！」用幽默化解了我的哭點，也敲醒我現在不是哭的時候，我有目標要前進，我要帶著女兒上戰場，陪她勇敢面對未來治療的考驗。我馬上回說：「從現在起我不哭了。」我知道來對了，就是這裡！掃除了心中原本的擔憂，門診後我們踩著輕鬆的腳步，帶著滿滿的信心回家。

後來非常湊巧的得知，我在學校志工隊的隊員她也是博貴主任的病患，而且治療後非常的健康，她與我分享了治療過程，要我放心在北榮專業的團隊治療，有什麼問題大家可以互相幫忙，更增加了我們的信心。

但在化療準備前的檢查報告出來後，93病房洪醫生對Fiona的病況有些擔憂，我心裡也非常緊張，非常急，我只能在吳主任的line中留言：「拜託醫療團隊，即使只有0.01的機會也要與我們一起奮鬥，一起創造勝利。」晚上吳主任竟然打電話來，他要我先別擔心，因爲腫瘤範圍很大，所以各項指標會比較高，一句「放心，先好好在這裡化療」馬上溫暖了我，讓徬徨無助的心安定不少，專業仔細的分析，給予我們希望，讓擔憂的心又振奮起來，就像燈塔指引我們方向，一句暖心的話發揮巨大的力量，就如主任分析的，在第一次化療後指數已大大下降，這也稍稍放下擔憂的心。

有一次博貴主任來看隔壁床姐姐手術後的傷口，也過來看一下Fiona並提醒右腳長期沒動，筋會很緊，要稍微練習拉直，這樣手術後才不會左右腳長度有落差。他走出病房後Fiona馬上說：「媽媽，妳不覺得主任很像一個人嗎？」我說：「有嗎？像誰？」Fiona說：「妳看主任翹翹的頭髮有沒有像櫻桃小丸子裡的花輪？」我噗嗤大笑說：「我服了妳，連這妳都想的出來！」我們母女倆一直相視而笑，還眞的有幾分像，哈哈哈！所以我們就有了小暗號。

在動手術時，主任特地在Fiona還未麻醉時出現給她溫暖打氣，一句：「別怕，睡一下起來就好了。」讓Fiona安心，離開手術室時我的心情很篤定，既不緊張也不害怕，我確信大家一定會在手術時守護Fiona，與我們一起創造勝利！在預定手術時間快到時，第一時間手機傳來手術成功的訊息：「今天的手術已經結束，手術很順利，不需要擔心喔！」雖然是一個短訊，但設身處地站在家屬角度著想，讓守在手術室外的我安心，又超越了一個關卡，內心非常感動。

隔天一早查房時，主任看到Fiona馬上就說：「妳現在一定很恨我，把妳的腳開得那麼痛吧？」真實體會病人的感受，說的很直白，讓Fiona快笑出來，還說在手術時想盡辦法避開離腫瘤三公分的生長板，完好的沒動到生長板，讓Fiona以後不用擔心長短腳的問題。醫病同心，跟我們祈求一樣，真的保住生長板，他就是Fiona的守護神。

在手術住院的這些天我觀察發現，骨科醫生開刀都開到很晚，但隔天一大早六點多就出現來換傷口的藥，是不用睡嗎？我常想骨科醫生真的不是一般人可以做的，真的體力要好，意志力要強，像個無敵鐵金剛，除此之外還有很多想做的教育工作，真的是有很強大的社會責任感和偉大的目標在支撐，也感佩他對病友視病如親的精神，不斷創造自身更大的價值，希望達到讓骨肉瘤消失的終極目標。他不是一個人在幫妳，而是一整個團隊在協助妳，有問題隨時有Line可以詢問，可以號稱是全方位六星級的服務。

雖然Fiona罹癌是件令人難過和沮喪的事，幸好一路上遇到良師（醫師）和益友（病友），以及超多友人的協助和後援，謝謝主任在我們最無助時給了我們希望，在最擔心的時刻給了我們安定的力量，在手術後給黃金右腳新生的機會，在這人生最重要的時刻一路陪伴我們超越困難，是我們生命中的貴人。

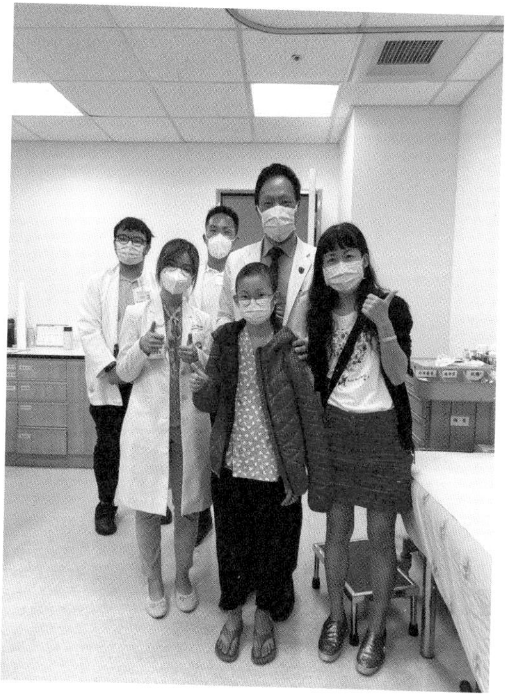

二十四、終於換黃金右腳上場

期待已久的日子終於到來，終於輪到黃金右腳上場，妳會害怕嗎？不怕！內心莫名的篤定，一定勝劵在握！

經過了三個月五次化療後，終於要換Fiona的黃金右腳上場進行手術，在術前最後一次化療時，醫生已告知八月一日辦理住院，八月二日手術。

因爲疫情，所以醫院限制陪病及探病，爸爸一直很擔心，載我們到醫院的路上還一直說：「可不可以再請醫生開證明，明天Fiona手術我想來陪。」我跟爸爸說：「其實你來也幫不了忙，我們也只能在手術室外面等待，而且不知道手術到幾點，如果太晚反而還要找住的地方。」我讓爸爸打消念頭，在家好好陪著姐姐，用心與我們同在，請他放心，我可以一個人陪伴妹妹面對手術。

在醫院的Fiona心裡一直很緊張，雖然已經有兩次進去手術室的經驗，也有上網查過手術的過程，但這次的手術時間比較長，大概要六小時以上，一般骨肉瘤手術都會安排在醫生當天的最後一刀，大約在中午過後才會動刀。十二點多護理師來通知要下去準備手術，該面對的時間終於到來，看著Fiona眼淚在眼眶打轉，目光在跟我求救，她心裡一定超級害怕，但該面對的絕不能逃避，我跟她說：「終於可以讓那些壞東西從妳的腳上消除，我超級期待看到妳能走路耶，而且我會陪著妳，妳一醒過來我就會在妳身邊了啊！別怕了，妳那麼勇敢，明天就有全新的黃金右腳了！」

我和之前一樣陪她進去手術室，她一掃在病房的害怕，馬上被好奇心所取代，護理師貼心的問Fiona：「妳有什麼問題嗎？」Fiona直接說：「怎麼沒看到我的醫生？」護理師說他在別的手術室，妳想找他嗎？Fiona說對。就在一來一往的對話下，吳主任眞的從另一個手術室過來，吳主任：「聽說妳在找我，別擔心，睡一下醒來就好了。」我想起剛才在等待時和Fiona討論的話題，我跟主任說，Fiona剛剛幫你取了一個綽號，主任說：「幫我取什麼？別太難聽喔！」Fiona笑一笑的說：「你很像花輪。」主任笑著說：「嗯，好像有人說過！沒事，妳睡一下，起來就好了。」很感謝主任專門過來，讓Fiona能安心的面對手術。Fiona上麻藥後，我離開了手術室回到病房吃午餐休息一下。心裡非常的平靜沒有一絲緊張，下午在醫院走廊遇到93洪醫生，洪醫生說：「今天不是在開刀？媽媽會緊張嗎？」我很肯定的跟洪醫生說：「一點都不會，因爲我相信吳主任的團隊，而且他們經驗豐富，專業的事就交給他們，我相信諸天一定會守護，手術絕對順利成功。」

剛好彰化的一位叔叔在前不久也住進北榮，而開刀的日子又剛好跟Fiona同一天，我就下去陪阿姨互相加油打氣，很湊巧電視牆上手術表她們兩人是前後號，我進去恢復室陪Fiona時，叔叔也剛好推到Fiona的隔壁，我可以順道看顧兩人，眞的是太妙了。

93的媽媽們知道Fiona開刀，也相繼到三樓開刀房外關心陪伴我，手機裡也不時傳來親朋好友加油集氣的鼓勵，雖然在不同的地方，大家卻都關心Fiona手術的事，一起爲她祝福，眞的很感動，在醫院我並不孤單，也不是孤軍奮戰，而是一群人跟著我一起共戰祈求。

我算一下，差不多快到預計的手術結束時間，此時手機Line傳來訊息：「手術很順利，不需要擔心喔！」好貼心，好感謝喔！知道在手術房外家屬等待的心情，一段話讓我放下心中大石，又闖過一關了，雖然後續還有化療和復健的路要走，但我相信關關難過關關過。

我守在恢復室外，期待第一時間進去給Fiona擁抱，聽到廣播喊著家屬時，我一邊小跑步一邊穿著隔離衣，怕Fiona醒來找不到媽媽。護理師說，她還沒醒但一直喊著媽媽，雖然Fiona還沒完全清醒，但卻緊緊握住我的手，只要我一動，她嘴裡馬上喊著：「媽媽！媽媽！」我輕輕的說：「媽媽在這裡，妳別怕！」Fiona馬上安靜下來。看著她手術後兩眼腫脹，想著她勇敢獨自面對著如此重大的手術，這瞬間，突然鼻酸，眼眶的淚水不聽使喚的掉下，在她最無助脆弱時我是她最需要的人，朦朧中她嘴裡又喊著：「好痛哦！」我請她忍忍，手術後傷口一定會很痛，我請護理師來打止痛藥，慢慢醒來後我告訴她手術很成功，她用微笑回應著我。十點多終於回到病房，安頓好後，Fiona第一件事就喊：「我肚子好餓哦！我要吃東西！」是啊！快二十四小時沒吃一定餓昏了，在確認沒有噁心不適後拿出牛奶，也削了一顆她愛吃的水蜜桃，看她吃得津津有味，很滿足的樣子，已經將今天的手術拋到腦後。晚上窗外街景特別美麗，今天打了一場勝仗，就像奧運賽事進入四強，未來要增強體力繼續奮鬥。

四個月後X光片追蹤，吳主任還開玩笑的問：「當初我們開哪裡啊？怎麼找不到？」我還一楞的回說，就在大腿啊！主任說骨頭復原的很快幾乎長好了，可以放下助行器開始練習自己走路了。真是太令人振奮的消息，一般都要手術六個月後才能放助行器，我們可以提早邁向自己走路，真的值得喝采！回到病房Fiona立馬打電話給爸爸，開心的分享這個好消息。在整個療程結束時，Fiona已經可以自己走路，雖然右腳還有一些施力不足，但已經很厲害了！我們透過自己在家復健，在手術八個月後，黃金右腳已經可以跑，可以跳了。

強盛的心會引發生命潛藏的無限力量，衝破黑暗迎接黎明！

二十五、下床走的第一步

對三個月沒下床走過路的Fiona來說，這能走的第一步是用多少擔心害怕，忍受多少困難換取來的，但踏出的這一步是甜美，是感動，是堅強。

手術後隔天一早六點半骨科的住院醫生就來換藥，醫生開始撕開一些膠帶，Fiona一直喊痛，原本她就很怕撕膠帶，她很直接跟醫生要求要自己撕開膠帶。第一次看到Fiona從屁股到膝蓋這一條被蓋住的長長傷口，心裡著實心疼和不捨，Fiona在醫生輕輕的換藥下沒眨一眼也沒皺半個眉頭，讓我更加敬佩她的勇敢。

沒多久就聽到走廊上吳主任爽朗的聲音，一進到病房他對著Fiona說：「妳現在一定恨死我了，把妳的腳開得那麼痛。」好幽默的開場白讓我噗嗤的笑出來，主任繼續說：「手術非常成功，而且沒動到生長板，原本腫瘤離生長板三公分，為了保留住生長板，所以用特別的方式來手術。」聽到的當下真的很感謝，因為原本要切除乾淨可能會動到生長板，但我們一家人一直默默祈求絕對不要動到，因為動到生長板以後還有長短腳的問題要面對，主任彷彿有聽到我們內心的想法，盡全力的幫我們守住了

Fiona的生長板，這種感動無法用言語形容。主任又對著Fiona說：「妳想看妳的手術照片嗎？有點恐怖喔！」Fiona完全沒考慮的說好啊！（眞的膽子很大）主任說：「我再請人將照片傳到妳手機，今天特別允許妳不用下床練習走路，只要在床上做簡單的腿部運動就好。」好貼心的主任，知道Fiona的傷口還很痛，給她一點豁免權，讓她開心的小確幸。

Fiona看著主任傳來的照片，打開是血淋淋的骨頭照片，大膽王的Fiona非但不害怕，還一直拿著手機問媽媽這裡是什麼？這裡爲何會白白？腫瘤怎麼這個樣子？孩子啊！妳難道忘了媽媽很怕血淋淋的東西嗎？我只能硬著頭皮半遮著眼陪看，很難想像右腳打開後腫瘤的情況是如此眞實，但也更讚嘆醫療科技的進步。93洪醫生來巡房時，也帶來了腫瘤壞死率高達百分之九十九點九接近百分之百的好消息，爾後也收到完成骨肉瘤治療的健康證書，一切大家眞的都很守護，雖然過程辛苦但一一拆彈成功，傳來節節勝利的消息！

手術後的前兩天，傷口比較疼，一開始Fiona很能忍痛，不想打太多止痛藥，常常看她臉皺成一團，問她要不要請護理師來打止痛，她一直不要，如果要動刀的是我，我早就喊打了，她卻堅持不打太多嗎啡止痛劑，所幸口服止痛發揮效果，沒有讓

Fiona疼太久，很快又是一尾活龍。

第三天傷口比較不疼，護理師早早就來約定下床練習走路的時間，在下床練走前還貼心的先給了止痛，避免下床時會疼痛。對於要下床走路，Fiona是既期待又怕受傷害！不是啦，是怕動到傷口會痛啦！要重新學習走路，找回走路的感覺，護理師細心的講解如何使用助行器，怎麼練走及該注意的地方，但要下床走還是緊張不已，護理師超nice又貼心，耐心的等Fiona心理準備好，跨下床，雙手握著助行器，我用手機拍下她要邁出那一步的畫面，這值得紀念的時刻，睽違九十天再次用腳走路，雖然過程辛苦但這一刻卻是甜美的！Fiona有護理師的鼓勵，小心翼翼的走出病房，繞了一小圈大概十公尺左右，雖然短短一段路卻是堅忍踏實，值得喝采！

手術後復健科來教導Fiona如何走路及可以自己做的復健動作，在出院前已經可以繞護理站一圈，我也會每天督促Fiona練習，每次住院復健師都會針對狀況給予修正及加強，還會給Fiona新的練習動作。就在雙方搭配下，Fiona越走越順暢，也越走越好，在術後四個月就擺脫助行器，開始三腳輔助練習，而五個月後就可以不用輔助工具自己用雙腳走路。

人生也許每天都是驚濤駭浪，但正因爲如此，勇敢奮戰到底時，就能感受到最大的歡喜。

二十六、每天的散步大會——練習走路

Fiona的話：走路的快樂

開刀完四個月後的檢查，花輪醫生說我的骨頭長得很好，看不到我手術時的切點，開心地宣佈我復原得很好，不用再拿四角枴杖走路了，雖然剛開始放拐杖練習時還是有拿腋下助行器，因為怕剛放四角拐杖後腳沒力氣容易跌倒，經過幾天的練習後，腳的力氣也比較穩定了，終於可以不用拿拐杖走路了，我就每天都會在病房外繞了護理站好幾圈，感受用雙腳走路的快樂，雖然還是會一跛一跛的，但可以自己自由活動，不再需要別人陪，雖然復健之路很辛苦，但一切都值得。

手術後，短暫的回家休息一個禮拜補充元氣後就回93報到，進行術後第一次化療，而這次回93除了基本化療外，還要開始進行右腳的復健，而最基本的功課就是每天都要下床走路復健，但因爲打化療時有藥物，點滴架上又架滿了機器，因此無法下床練習走路，要在床上休息好多天，所以趁著還沒打藥時，趕緊練走繞護理站一圈。雖然這一圈不到一百公尺，但Fiona還是花了一些時間，除了練習走路還需要跟助行器培養默契，走走停停下才能走完一圈。

打完化療後，剛好有一群大哥哥們每天都會相約在病房走廊散步，看他們一邊復健練習走路，一邊談天說地好熱鬧，我們剛好可以加入他們的行列，跟在後頭一同練習走路。大哥哥們知道Fiona剛手術完，你一言我一語以過來人的經驗教導Fiona，叫她拿助行器別急，慢慢走，要走穩，手術的腳要小心不能施力，貼心的他們也會放慢速度陪她慢慢走。我們從一開始一天一圈，變成一天兩圈，而且有人陪伴，在練習走路時就不會覺得累，也不會覺得一圈怎麼那麼大，每次都在開心笑鬧中結束散步，每天都期待著晚上的散步時間趕快到來。

很可惜的是，這幾個哥哥們剛好都要從93結束療程畢業，所以晚上走廊散步的人變少，助行器的節奏小了，散步的談笑聲也沒了，但每天護理站走一圈的練習已成習慣，我和Fiona走的有點無趣，走廊上只有助行器叩叩的聲音，我們邊走邊想這裡病房住誰？那間又住了誰？Fiona說：「媽媽，我們也可以約她們一起走路啊！」這句話敲醒了我，是喔！我怎麼沒想到，那些窩在床上玩手機的孩子和看著電視的大人們？我們開始邀約同病房的媽媽們和小孩一起在晚餐後下床散步，不要一直窩在病床看手機平版，漸漸的散步的人一個一個慢慢的加入，孩子們也在邀約下願意走出病房跟大家一起互動，不管是骨肉瘤還是白血病，我們不分你我，一起復健運動，賺體力也幫助腸胃蠕動，更重要的是出來散步也散散心。一開始我們走一圈，孩子們各自走各自的，走完了就直接回病房，慢慢的我們增加圈數，孩子們一天兩天熟悉後，也慢慢的會開始邊走邊聊天，走廊又充滿了熱鬧的聲音，骨肉瘤的小孩走累了會先坐在護理站中場休息聊天，而媽媽們繼續陪伴其他孩子們散步，走著走著，孩子們會開始想散步後大家還能做什麼，大家一起找樂子和串門子。

而Fiona也在散步復健中，越走越穩，越走越順，不變的散步復健習慣一直持續，改變的是從四腳變成三腳，再到兩腳自己走路，不變的護理站依舊，改變的是從安靜變成歡樂不斷。

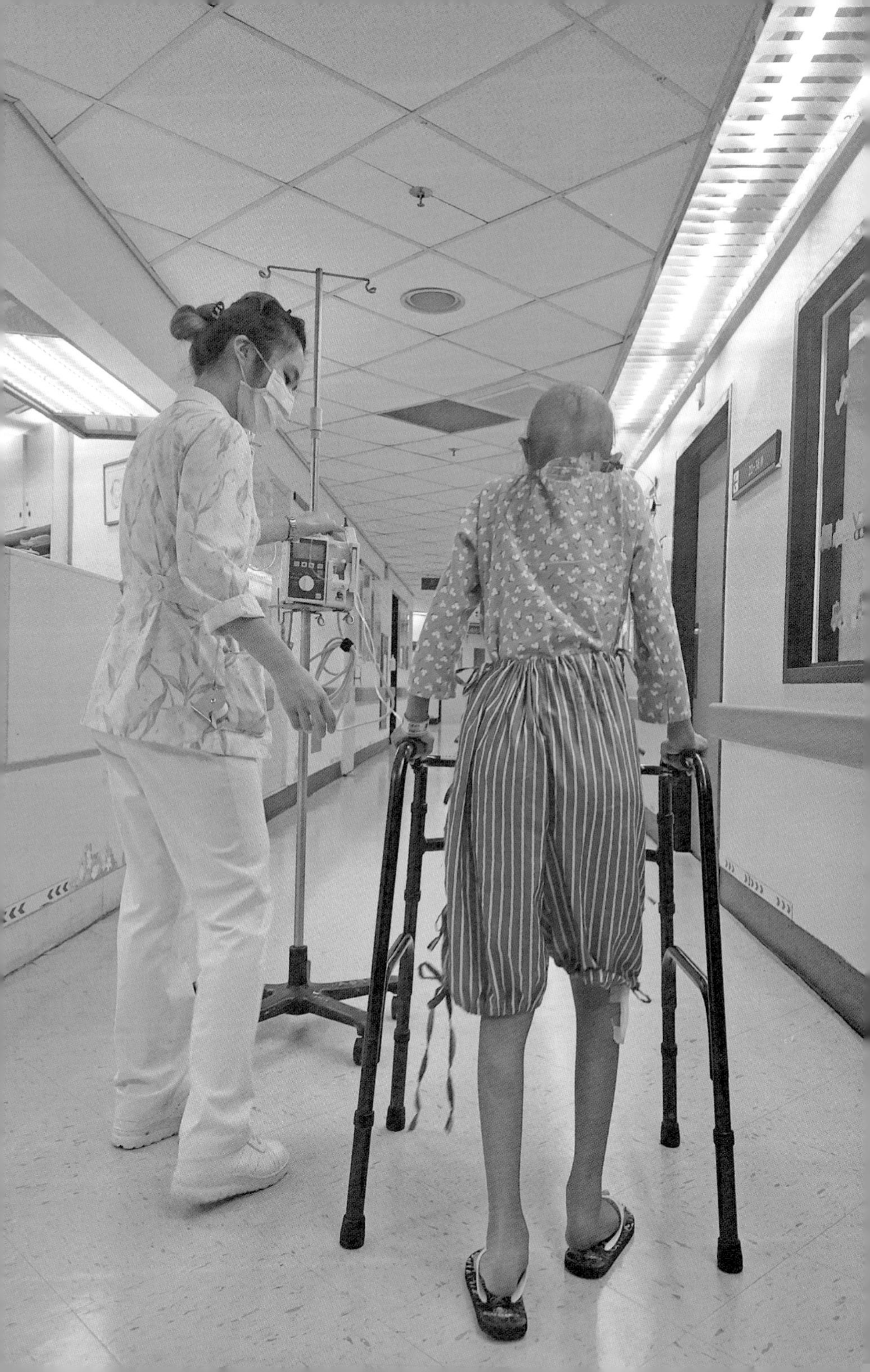

二十七、養血球大作戰

Fiona的話：嚇媽媽的樂趣

輸血時，我最喜歡做的一件事就是「嚇媽媽」，因為媽媽很怕血，所以媽媽特別要求護理師用毛巾包起來，而且每次只要病房裡有人在輸血時，我都會趁媽媽不注意時叫他看那邊，媽媽被我嚇幾次後，只要有人在輸血，他都會把床簾拉起來，以免看到可怕的——「血」。

小孩在前線打仗，我和家人就成爲最佳的後援補給站，一定要讓小孩心情好，拿出最強生命力去面對化療，並且要讓小孩認眞吃，在飲食方面更要注意乾淨營養，用吃來提高免疫力，把血球養好才能避免感染，有好的體力才能面對化療的考驗。

撐過了打化療藥後，下一個階段就是要提升營養攝取，全力補充蛋白質和血紅素，讓血球不能掉太低。打完藥後大約二到三天就會抽血檢查血液狀況，大概早上六點多護理師會來抽血，因爲北榮有App，所以抽完血二到三個小時候就可以透過App看到抽血結果，每次就像在開獎一樣，如果血球還好就比較放心，如果低於一千，就要開始另一個作戰，各項都要更仔細，而且不能出病房，怕血球低容易感染，而白血球低就要打小白針。第一次因爲疫情關係，想快點出院回家，醫生建議打自費的生成素，它可以讓血球不至於太低，而且一針可以抵一般建保的很多針，打了還是要觀察血球，就在驗出低點700左右，Fiona開始腰痠，一直說背很痠，叫我幫她揉揉。隔兩天抽血，我睡眼惺忪的打開App一看三萬，是眞的眼花嗎？我再數一次沒錯啊，白血球竟然高達三萬，這數字高的離譜，我整個人都嚇醒，趕緊問護理師，護理師一副淡定的說，這數字她們遇過，打長效生成素比較容易出現這樣的血球數，後來才知道原來背痛是藥物在刺激骨髓生長血球。雖然有小白針生成素可以打讓血球回升，但這些都是假性血球，最好的方法就是自己養好血球，吃的營養要夠，多攝取高蛋白的食物才是眞正的固本。

養血球就像在長期作戰一樣，一刻也不能鬆懈，在食物方面盡量準備高蛋白食物，提高免疫力就是要增加白血球，在化療一定要吃足夠和大量的高蛋白食物，盡量補充豆魚蛋肉，所以病房中我常備有鋁箔包的豆漿、牛奶和香蕉，盡量餐餐吃肉再搭配蛋類和魚湯，血球低點時再加碼搭配喝營養品。在心理方面，孩子心情不好沒胃口就不想吃，太常吃的也會吃膩，爲了吃，常常搞得我壓力大，我就建議Fiona看一個「工作細胞」的影片，讓她更清楚血球在身體上的重要性，增加自己對身體的了解，進而能啟發幫助自己的動力，才會多吃、想吃和能吃。93住久了跟病房的人也熟悉了，知道大家對吃的都相當煩惱，我們集思廣義啟動大家一起想、一起吃的行動，號召孩子們吃飯，因爲她也吃，妳也吃，讓大家都有想吃的動力，而且解決爸媽們各自煩惱的吃飯問題，這可謂團結力量大，小孩吃的開心，爸媽們也歡心。

除了養好白血球外，血色素也很重要，太低要輸血，第一次化療就打最強的IFOS，加上Fiona心情低落吃不大好，眞實的喝了一包大補湯——就是輸了一包血，眞的是讓媽媽怕怕。爲了不再有機會輸血，我可是認眞守住血紅素這塊，只要抽血報告出來，血色素快下探9，馬上開啟補血行動，喝蘋果汁、黑麥汁、黑木耳露、豬肝湯和紅色火龍果，這些對Fiona還滿有效的，常常能Hold血紅素不再往下掉。有一次Fiona想吃櫻桃補充血紅素和維生素C，但沒削皮的水果不能吃，我就突發奇想幫櫻桃削皮，在慢工細活中完成了這個壯舉。

在醫院喜歡吃的東西有限，所以回家更要認眞養，正餐外加點心、下午茶和宵夜，讓她吃好吃飽，回醫院進病房第一件事就是量身高體重，我們每次體重都有增加，而且把Fiona養得臉圓圓的很可愛。

我最常說的就是，吃的解決了，今天在醫院的工作就完成了一半，因爲最怕小孩不知道要吃什麼，每天翻著福胖達和吳柏毅的菜單是常備動作，久了就沒新鮮感，接著轉換夜市跑道，還能撐一陣子。治療後期幸好有骨肉癌關懷協會解決了我們的煩惱，我可以親自下廚煮小孩愛吃的食物，其實只要媽媽煮的小孩都很捧場吃光光，一開始只打算煮晚餐就好，演變到後來午餐、晚餐都去協會煮飯。我會事先和孩子們討論想要吃甚麼，利用有限食材燒腦變化菜色，我們還會利用星期日搭醫院接駁車到捷運站，再走路去石牌市場備足一星期的菜量，雖然自己下廚像打仗，但這一仗是歡喜愉悅，除了滿足大家的胃也顧好小孩的血球。我們總是以不變應萬變，在諸天守護下，我們團結合作一起完成養血球大作戰。

二十八、93的愛心天使們

因爲有妳們，我們治療的路更加順遂。因爲有妳們，守護著我們度過住院的艱難日子。

因爲有妳們，給我們如家人般的溫暖。因爲有妳們，在愛心天使照護下Fiona順利邁向畢業之路。

我想，在93病房陪伴我們最多時間的就是護理師，好像7-11一樣二十四小時不打烊，尤其剛住院時，我一點經驗也沒有，在身心慌亂之下，幸好有護理師一步一步的耐心指導，我才能學習仔細的照顧Fiona，慢慢的我遇到問題時能不慌不忙，因爲背後有太多專業的護理師可供妳諮詢，分析情況給我們參考協助，在第一線守護我們，就像在大海中抓到浮木般，備感安心。她們總是在我們最需要時如天使般的出現，適時的伸出援手，來個神救援，協助化解不適。

護理師就像超人，而且是身懷絕技的無敵超人，她們的工作眞的是包山包海，除了無微不至的專業照護外，有時還要耐心面對病人及家屬的反覆提問，還要適時溫暖

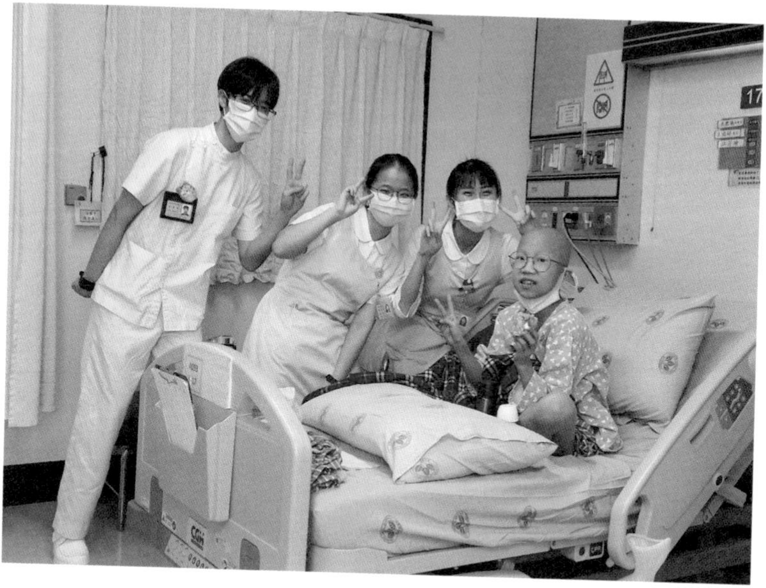

的關懷病人，外加哄騙逗弄小孩。她們的工作眞的很繁雜，在高壓的環境中工作，而且病患幾乎人人打化療，雖然工作一樣，但每個人打藥的情況不同，要注意很多小細節，而且隨時隨地都有呼叫鈴的聲音，手機一放下又有另一床打來，就像千手觀音一樣，所以工作特別多，特別忙碌，如果又遇到病友一起發燒時，就像打仗一般，看她們忙進忙出忙到沒時間用餐，下班時間一到交完班還要打資料，唉呀！護理師的人生大不易啊！

漸漸的在醫院待久了，我們從不太熟悉叫不出名字，到每個護理師都熟識，連今天誰上班、誰請假都很清楚，甚至Fiona一早醒來，不用踏出病房就知道今天誰上班，光聽到在走廊的聲音，就能辨別出是哪位護理師，大家就像朋友一般互相關懷，有空檔時聊聊天，說說笑笑，護理師們也很疼愛乖寶寶一枚的Fiona，而Fiona也很愛跟護理師哈啦！因爲有妳們的照顧，讓我們在醫院的日子更安心更溫馨。

做事嚴謹但嫻熟，超細心的枝華。

有點酷、不多話，但特別愛小孩的香文。

嗓門大，但打化療時有自動偵測不用按呼叫鈴的佳禎。

總是輕聲細語的雙寶媽吉鳳。

像鄰家姐姐般親切明朗的佳媛。

默契超好，可以一起哈啦討論美食的閔柔。

善解人意，神似姐姐老師的雅文。

超級貼心的長腿美女晨晨。

豪爽自信但三寶身體的柔絮。

溫柔隨和被我一直鼓勵催生的芳瑜。

隨時笑咪咪又Nice的品瑄。

可愛的小新手子歆。

93最資深美少女佳雯。

有一雙巧手，美工佈置超強的怡萍。

專業知性的怡青。

最具親和力，萬事通的秀貞。

感謝鈴雅護理長帶領的93一群人美心更美的護理師，有妳們一路的守護，陪伴我們過關斬將度過治療的二百零二天，能遇見你們眞的很幸運，感恩在心頭。

二十九、每週固定的小確幸——喜願協會

「喜願協會」，專為三歲以上未滿十八歲的重症病童，實現其心中最大的願望，希望透過每個願望的實現，帶給病童們翻轉生命的力量。而我們也因為喜願社工的照顧，翻轉醫院治療的時光，帶給Fiona滿滿的歡樂，也是化療中的小確幸。

在93時，行政助理請我用手機加入喜願協會的Line，還拿了一份資料給Fiona，裡面還有一本小畫冊，我帶著好奇的心上網Google稍加了解後，才知道有這麼特別的圓夢公益團體，我們很開心的與喜願社工秉琪進行對話，也了解了圓夢計畫的內容，因為疫情，她們沒辦法進醫院陪伴病童與病童互動，於是改成視訊方式，透過每週視訊舉辦院訪、集點換禮物的活動。Fiona毫不猶豫的答應參加，馬上和秉琪約好了第一次的視訊時間，原來個性怕生慢熟的Fiona，當天在秉琪的引導下第一次的視訊遊戲就玩的欲罷不能，兩人彷彿認識很久一般，整個視訊沒有冷場，時間一下就超過三十分鐘，立馬又約好下禮拜的視訊時間。看著她和秉琪玩得開心，露出了久違開心的大笑，這畫面好美，我也跟著心情飛揚。

就這樣Fiona每週都期盼著和喜願姐姐約會的小時光，而且社工姐姐每次都會搬出不同的遊戲和她一起同樂，姐姐就像有魔法般的魅力吸引著她，每到星期二總會很早就吃完午餐，整理好一切，等待著姐姐的電話，不管是在醫院或是在家裡，兩人的約會從不斷線，常常是腦力激盪和笑聲不斷。

在十二月中，我們快結束療程前得知秉琪姐姐也即將轉換跑道，跟我們同時在北榮畢業，非常感謝在一開始我們最艱難時帶給Fiona歡笑，讓她忘記化療不適的那無數次美好小約會，即使在手術後，玩伴越來越多，也不會忘記每週固定和喜願姐姐約會的時間，那是Fiona每週的小確幸。

在93畢業前，Fiona終於和內心的害羞對戰成功，鼓起勇氣跟秉琪說出她許的圓夢心願，就在喜願志工祕密籌劃下，一再的與我確認細節，希望給予Fiona最大的歡樂，在Fiona生日當天，由中部的志工們到家裡幫Fiona舉辦一個難忘的生日圓夢會，讓Fiona大大驚喜，也開心的收到許下的圓夢禮物，夢想實現的歡樂久久不散，化爲生命前進的動力。

感謝喜願社工陪伴了我們住院的漫長時光，Line的約會從不缺席，甚至在出院的圓夢活動中都超級用心，帶給Fiona滿滿的驚喜，因爲有喜願，我們的故事更加精彩！

三十、我們的床邊老師

剛到93病房，單人房裡除了醫生、護理師外，來了一位床邊老師，一聽到床邊老師我們覺得「好酷喔」！怎麼有這麼好的服務？原來是醫院與北市教育局合作請特教老師進駐到醫院，在醫療與教育結合下，讓治療中的孩子們可以學習不打烊。我們住院時剛好是在國小，就由負責國小課程的陳老師來幫Fiona上課，一週只有星期三老師不在醫院沒上課，一開始老師早上會先來看一下Fiona的身體狀況再約上課時間，但剛住院治療的Fiona當起了睡美人，早上老師來時她幾乎都還在夢周公，後來就直接和老師約在下午時段。老師上課內容多元沒有課表，除了課本外，黏土、美勞、桌遊樣樣行，只要你喜歡盡量滿足你的需求，他會根據你的身體狀況、喜好科目來評估，擬定適合孩子的個別教育，眞的很貼心。因爲Fiona的治療需要長達將近一年的時間，在六月國小畢業後，幾經討論決定先幫她辦理休學，好好的接受治療。

床邊老師的課堂和教室不太一樣，一對一的家教課，沒有白板也沒有桌子，病床的餐板就是我們的書桌，筆電就是我們的黑板，老師的上課功力也很厲害，除了上

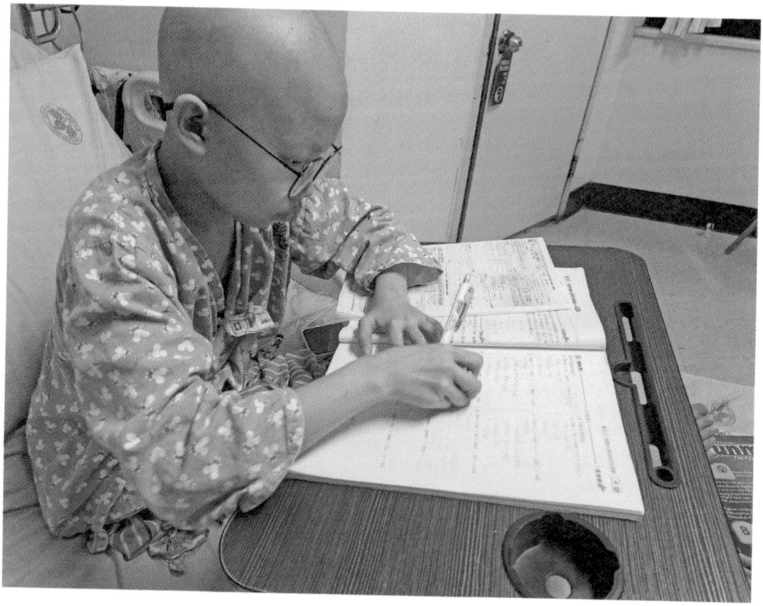

課教學外，還要拉回隨時漂移的話題，更要觀察學生的身體狀況調整上課內容，可謂是貼身的小保姆，尤其化療沖水多時忍不住的尿意，上課要臨時喊卡暫停一下，來個中場休息。一開始上幾次課後，因為疫情爆發升為三級警戒，老師們無法進醫院，我們上沒多久的床邊課也跟著停課，待疫情解除後又遇到老師們放暑假，其實好懷念在單人房可以跟老師嘻嘻哈哈、鬥鬥小嘴的日子。

雖然辦理休學但課業學習並沒有停滯，所以在暑假過後，又開始了床邊上課，而床邊教室開張後，白天的醫院生活更加充實，因爲Fiona和麻吉向容的床邊老師是同一位，常常是兩個人連續上完課後，寓教於樂的老師就變身爲陪玩好伙伴，一起佈置萬聖節的美勞課，一起桌遊玩不膩，到最後的麻將三缺一都有老師的身影。除了陪玩，老師也要陪聊天，Fiona常常天馬行空和老師對話，最愛問老師今天午餐要吃什麼？星期三要到了，老師你報告寫好了沒？一來一往之下搞出一堆笑話，老師就像百寶箱，總能變出新花樣、新玩意來收服這幾個學生。

其實床邊老師上課時間，就是我的自由活動時間，我可以悠閒的喝杯下午茶，和病房的爸媽們聊聊天互相鼓勵，所以每次老師來了，也是我交班時間到了，讓我能稍微喘息，休息一下充滿電再上。

謝謝專屬的床邊家教老師，陪伴Fiona在醫院度過了無數的學習日子，像好友般的陪伴她玩樂，上課不再是一件枯燥乏味的事，因爲有你，醫院的日子更加美好。

三十一、病房的小雷達

住院後，我開始在晚上Fiona睡覺後記錄每天發生的點點滴滴，就像小日記般寫下心情小札，在領到療程的那張單子後壓力更大，我將醫生和護理師提醒的事項記錄下來，因爲怕自己記性會孔鏘，也怕自己因慌亂而忘了該注意的地方，我想我就是個小祕書做好記錄，才能夠不慌不忙的協助Fiona面對近八個月的化療。

要打的化療藥物有很多種，因爲每個小孩體質不同，在孩子的身上產生的作用也不同，除了可以諮詢醫生、護理師外，也可以自己上網了解每種化療藥可能會發生的情況，所謂「知己知彼，百戰百勝」。每次打化療我會把每項數據記錄起來，記錄的內容包含：化療前抽血及化療後每次抽血的數據，還有打化療藥那幾天的生理反應（是否有噁心嘔吐或精神狀況），每天檢查口腔，是否腹瀉便祕等。一次化療後就可以觀察到化療藥物對孩子的血球及生理變化，也可以知道孩子的血球低點是哪幾天，才能夠在下次化療時作爲參考依據，可以更安心面對及做好加強防護的工作。打過一輪化療後，妳就等於有了一本屬於自己孩子的武林祕笈，知道下次該修正、該調整、該注意的地方，可以防範於未然，就不會跟著治療過程的變化起伏擔心。

仔細的觀察和記錄就像是小雷達一樣，可以幫妳偵測到危險，Fiona第一次打了小紅莓回家後發燒，還緊急到臺中榮總住院並領了一張病危通知單，上演了一場驚魂記。再打第二次時我就會特別小心注意，雖然特別防範最後還是因爲血球低而發燒，但跟上次一樣只有發燒一次就退燒，沒有其他症狀出現，心裡就不會緊張擔憂到睡不著。第三次再打，心裡多少會有點譜，眞的又血球低發燒，醫生說一般打IFOS會比較像是大魔王，但Fiona打IFOS一點反應也沒有，而Fiona的眞實大魔王卻是小紅莓，每次總是來燒一下，就要吃全餐，來個全套檢查伺候，所以每個人的情況不同，化療產生的反應也不一樣。

而打黃藥雖然時間短只要四小時，但打完後要馬上抽血驗肝指數，Fiona的指數都特別高，二十四小時後抽血化驗肝指數可以飆高到1900，簡直快要破表，所以就要實行養肝計劃，除了吃保肝藥外盡量想辦法睡覺休息，多喝蛤蜊湯或蜆精，在全面守護下她升得快也降得快，都能在一週內肝指數降到300以下，順利接續下個化療。因爲有了記錄，就不會因爲每次數據變化，心情壓力也跟著變化，反而能安穩的知道怎麼應付，見招拆招的化解困難。

治療中會有各種不同狀況發生，過程有喜有憂，這記錄本就像雷達般協助我們安心度過化療的日子，就像奮戰過留下的歷史，詳實的記錄著Fiona努力抗癌的點點滴滴。

三十二、手作坊開張

除了動態的玩樂，還有什麼可以在醫院打發時間的好點子，讓住院更增添色彩？

怕Fiona在醫院無聊，阿姨寄了一個DIY手作小屋的禮物送給Fiona，但一開始住院的Fiona心情並不美麗，加上初次體驗化療的威力，那手作小屋早就被拋到腦後。在一次出院回家時，因爲眞的很無聊就把它拆開看看，哪知原本只是想打發一點時間，卻不小心玩上癮了，從沙發桌子到裝飾品都有，縮小版的道具需要巧手仔細剪裁黏貼，Fiona第一次就玩得有模有樣，看到完成的作品Fiona超得意，我不得不說手還眞巧，做得栩栩如生，Fiona一直跟爸爸說：「我很厲害哦！第一次就做得很逼眞！」看她玩得很有樂趣，我們急起直追上網買了幾種適合帶去醫院DIY的小屋，就這樣93病房手作坊就開張了，在打化療的那幾天確實可以讓她轉移心思不會無聊，陪伴著她待在床上剪剪貼貼，連實習的姐姐們也覺得有趣，一起幫忙造房子。蓋了幾間後她又轉移目標說：「每次都要挑戰不同的手作，玩不同的玩意，累積不同的經驗！」我們上網收尋可以DIY的東西，看到數字油畫她興致勃勃，覺得它簡單，不需要太大的繪畫功力，又可以選自己喜歡的圖案來創作。她開始把餐板當畫室，客串當起了小畫家，93病房的姐姐妹妹們看著她化療時的新消遣活動也躍躍欲試紛紛的加入，又成爲一陣炫風，大家一起化療，一起來畫數字畫，連醫生查房時都覺得好奇，到底數字油畫是怎麼畫的？而一個數字畫好就想再畫另一個數字，連吃飯都要一等再等，一個勁畫得不眠不休。而畫好的作品收起來有點可惜，我靈機一動把她畫好的作品貼在病房牆壁上，哇哇哇！病房變得更有美感，我開玩笑的跟Fiona說：「我直接幫妳把病房升等爲展覽室。」而輔大實習姐姐看到Fiona喜歡手作，也特地帶來了毛線戳戳繡送給她，讓她開始當起繡房小姑娘，拿針線不比拿畫筆輕鬆，一開始用力太大常常穿過頭失敗，但姐姐不厭其煩的教她，漸漸的抓到了訣竅，兩天就完成一個作品。Fiona很開心又解鎖了一項手作DIY，動手作不僅讓Fiona的治療日常更加豐富多元又可以打發時間，雖然是一個不起眼的小作品，但努力學習的過程充滿歡樂，玩手作讓Fiona充滿成就感，也讓住院的日子更多采多姿。

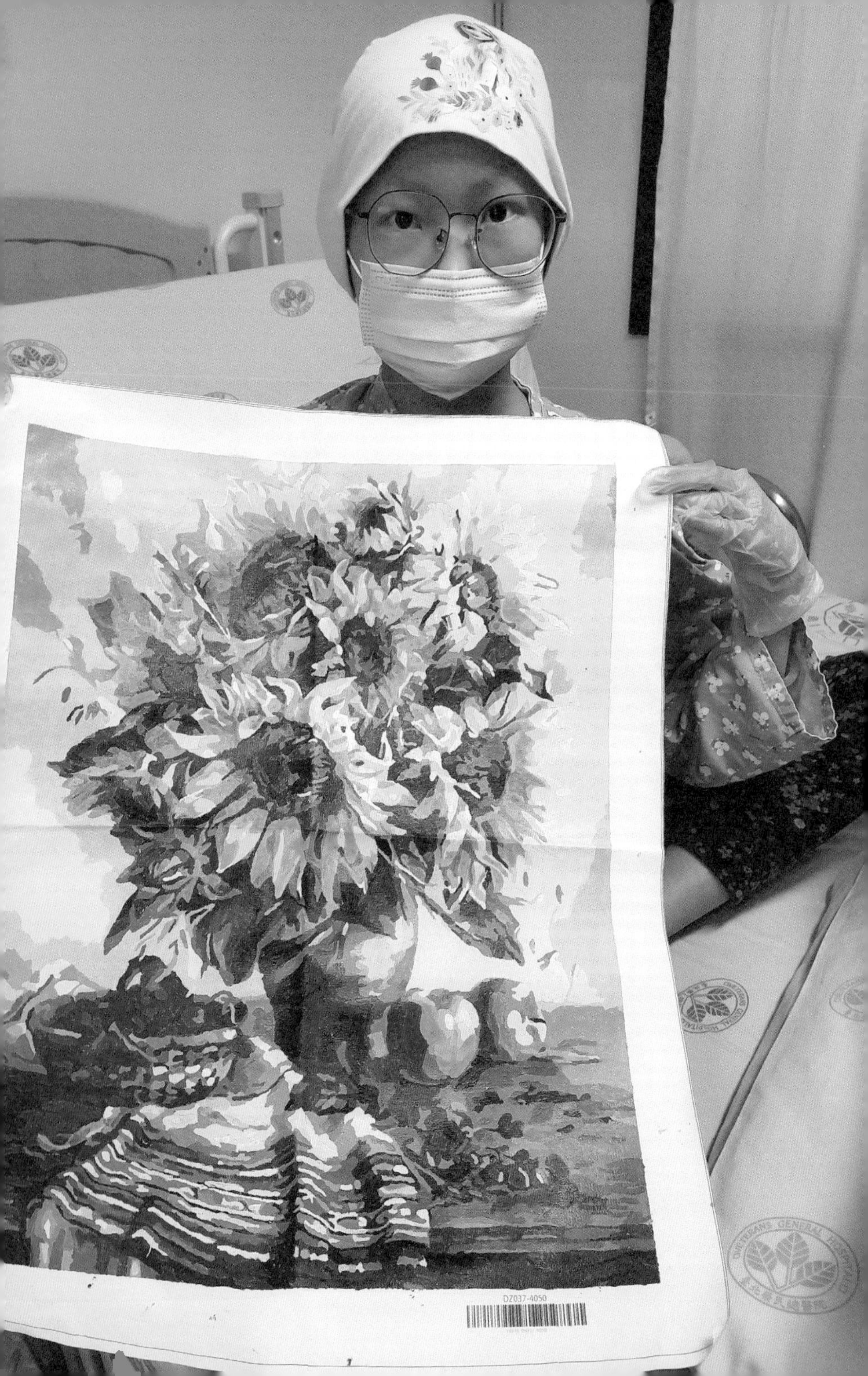
DZ037-4050

三十三、醫院玩什麼

托爾斯泰說：「要歡喜！要歡喜！向著天空，向著太陽，向著星辰，向著小草，向著樹木，向著動物，向著人類，歡喜吧！」不論在何處，不論在何時都追求「歡喜」，創造「歡喜」。我很喜歡這段話，也期望能如此的面對人生。在醫院充滿負面憂鬱的地方，我們如何翻轉讓歡喜無處不在，笑聲連連？

在93大飯店裡，從晚上開始的散步大會讓病房的氛圍不再冷清，走累了在護理站休息時把護理站遊戲櫃尋寶一回，「找到了氣球！」孩子們悅耳的大叫，開心的大喊來玩吹氣球，兩個玩伴吹著氣球後看誰射出的氣球飛得比較遠，玩鬧的笑聲吸引了其他孩子的好奇心，於是紛紛加入，這一吹一射的，射氣球也可以玩個一小時。不需要昂貴的玩具，只要有伴什麼都能玩，一群可愛光頭小孩太無聊，起鬨著說要玩，那能玩什麼呢？考驗著我這個大玩伴，我靈機一動拿出銅板和昨天玩的氣球，讓他們學夜市套圈圈，比賽看誰比較厲害能套進去，只要有套進去大家一起歡呼吶喊，好簡單的玩法，這樣也可以玩很久。只要大家在一起，「齣頭」就很多，不用在意玩什麼，只

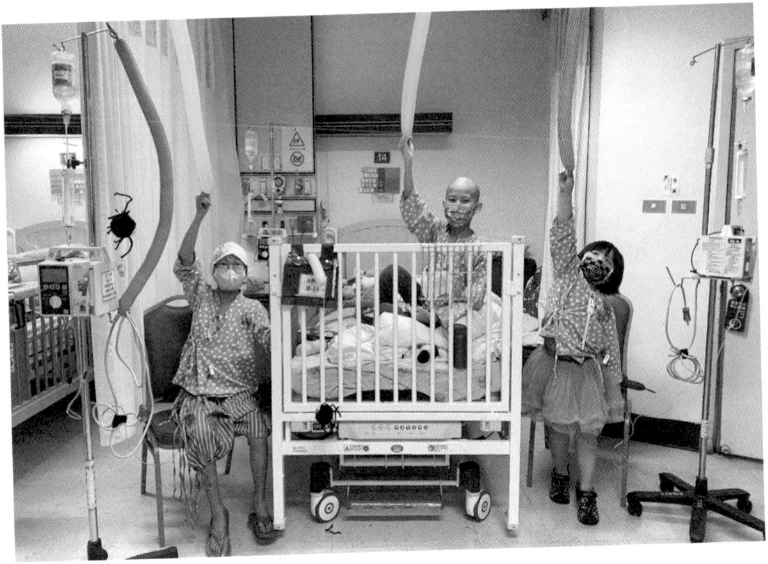

要在一起就可以激出不同的火花，在有限的空間裏創造出無限的可能。

跟幼兒園的弟弟妹妹們玩射氣球、射飛機，再大一點的國小玩伴，就開始教她們玩uno牌和桌遊，他們的好朋友不再是平板手機和電視，而是病房裡隨處可以一起玩的伙伴，整個病房就是我們的遊戲房。每次都覺得時間過得很快，玩得還不過癮，漸漸的從晚上的遊戲時間，增加到白天的時段，因爲白天大致上打化療和藥物比較多，所以大多都待在病房內，大家不愛待在病房無聊過時間，所以白天就找比較靜的遊戲，拉蜜桌遊、手作類是小孩們白天喜歡的遊戲，而且可以加入媽媽們一起玩，一起動動腦。

護理站的遊戲櫃裡有一盒旅行麻將一直安靜的躺在角落裡，有一位小孩六歲剛來治療的媽媽，把躺在角落的它給拿出來，開心的跟我說要教她女兒玩麻將，我說這位媽媽也太先進了，這不是大人該玩的嗎？但她一棒敲醒我：「爲甚麼侷限在那呢？」太棒了！麻將也是桌遊的一種啊！這群住在飯店的病友，從拉密升級到學麻將、打麻將，很不可思議的！可能是慧根好，不到一天的時間她們就學會了，在病房玩起明星三缺一，不是啦！是病友三缺一，但我們從來不缺人，上桌的玩伴可以從十到四十幾歲，各式組合都有，弟弟妹妹們會揪大學生的哥哥一起打麻將，白天一句「好無聊哦」，等等馬上就有陪玩大隊出現，老師和實習姐姐們也可以湊上一腳，沒有年齡限制，也沒有技巧差異，通通都可以玩在一起，只要把心打開就能嗨翻桌，一起開心玩，玩開心。

大家一起翻轉化療的不適，把住院的單調，內心的壓抑，生病的煩惱通通拋到腦後，活力歡樂的氣氛最能振奮元氣，好心情是治療的良藥，就讓我們帶著歡樂超越困難，勇敢向前挑戰。

三十四、共戰的玩伴

Fiona的話：我不再一個人

我們在單人房住了四十八天，前幾次比較幸運可以排到，可是後面幾次就比較多人排，所以只好住到健保房裡，住了幾次後我發現我愛上健保房了，因為比較熱鬧，還可以跟認識的小朋友玩，不然住在單人房就是我和媽媽兩個人，每天面對面，大眼看小眼，這樣有可能會住到憂鬱症，所以我跟媽媽說只要隔壁不是很吵或是有狀況就不要排單人房，也很謝謝排單人房的人，讓我可以住到一個熱鬧好玩的房間裡，從此我就在也沒住過單人房了，我甚至認識到更多人，從不認識的病友變成了好朋友，每次住院都期待大家能夠住在同一間病房，一起玩，一起搞怪，一起嗨翻天，一起分享著好吃的食物，一起在病房裡的走廊散步，讓我在化療中不在是一個人孤軍奮戰，而是一群病友們大家一起度過漫長的治療，以微笑戰勝任何恐懼。

雖然不能選擇疾病不來，但我們可以選擇如何度過醫院人生，可以把事故，變成故事！而故事的內容就由我們自己開始創作吧！

93病房裡不分男女、年齡、大小，不分高矮胖瘦，共通的特色就是：病患一律光頭，同時也因爲治療時間長，所以無聊的時間太多。

一開始因爲住單人房，我們母女兩人就想方設法的在兩人能玩的遊戲和閱讀中度過兩次化療的四十五天。有一次住院醫生來幫Fiona換藥時，提到前面病房有一個弟弟也住在彰化，一聽到同鄉心裡好開心，所以我特別走出去主動到病房去跟弟弟和媽媽打招呼，也因爲這樣交到了第一位在93的好友。因爲單人房只有兩間，並不是每次住院都排到，第三次沒排到單人房我們只能住健保三人房，就如同個管師說的，有機會可以體驗一下住一般病房，跟大家同住也有不同的好處。這一住，我們才發現原來外面的世界好好玩。從此Fiona就再也不考慮住單人房了，也認識了好多一起在醫院治療，一起面對病魔考驗的伙伴，我把他們稱爲在醫院共戰的伙伴，漸漸的伙伴就變成玩伴！

而手術完後的第一次化療，我們竟然被安排跟同鄉憲憲住同間病房，雖然憲憲喜歡玩平板，但Fiona覺得有個同伴，聽聽媽媽們的對話也很開心。我和憲憲媽會互相協助，一起想三餐吃什麼，一起叫外送，在醫院有人一起照應的感覺眞好！後來有一個小四的向容手術完後住到93病房，第一次跟我們同房，剛開始媽媽每天要唸好多書給他聽，他吃不下又不舒服，我們就主動找弟弟聊天，眞心回應眞心，哪知向容弟弟超活潑也很開朗，跟Fiona一拍卽合，她倆就這樣成爲最佳拍檔，超級好麻吉。

從一個人開始漸漸擴散到一群，我們的玩伴不分男女，成員小到幼稚園的弟弟妹妹，大到大學生、社會人士都可以玩在一起，隨著每個人住院時間的不同，玩伴組合也會不同，玩法也會不同，大家會自動切換各種年齡遊戲模式。除了共戰病友外，固定星期三來實習的陽明碩士姐姐，和星期四、五的輔大實習哥哥姐姐們，甚至包括床邊老師，通通都加入白天玩伴行列。

我們一起在醫院找樂子，讓醫院的生活也可以很不一樣，大家的配合度超高，學習能力很強，毫無年齡的藩籬，我就像大班長一樣陪著大家一起在病房探險，創造新的樂趣，只要大家在一起就能創造好多樂趣，整個病房都是歡笑聲，醫院生活一點也不無聊。

很奇妙的，原本會不舒服、噁心嘔吐的病友，在大家一起Play下就很少聽到嘔吐聲，不舒服的情況就慢慢減輕，因爲當你獨處時會全力把焦點關注在自己身上，而跟

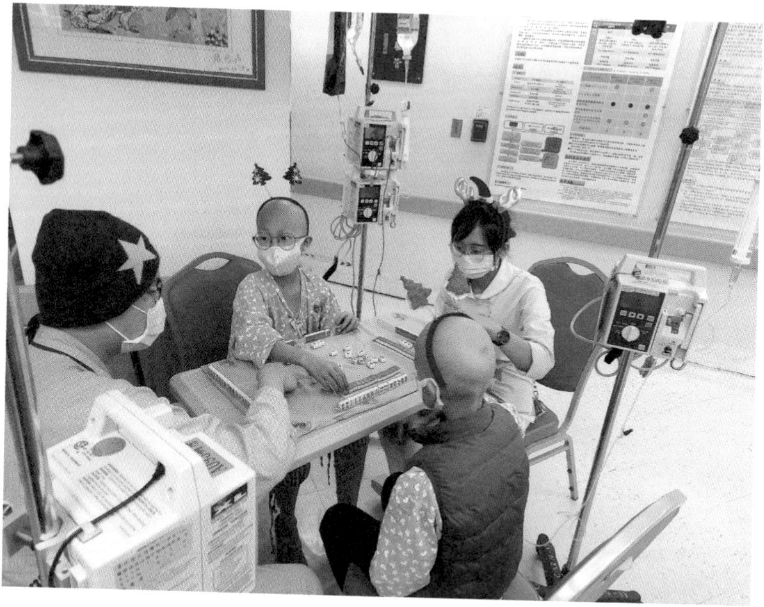

大家一起玩時，注意力會轉移，時間也過得快，讓歡樂減低不適，而且大家會一起想今天吃什麼，也吃的比較多，原本會「害喜」的也舒緩了，這就是心轉換的力量。

看到孩子們不再憂愁，開心的在醫院生活，照顧者的我們也輕鬆很多，孩子們玩遊戲，我們喝茶聊天，長期朝夕相處，大家一起面對病魔，一起打化療，一起吃飯，一起玩，一起開開心心面對考驗，一起努力做到歡喜精彩的度過每一天。

故事待續……

三十五、快樂的節日

Fiona的話：醫院裡的美好時光

93是一個小兒血液腫瘤科的病房，裡面住了有很多得到癌症的病友，它就像我們的遊樂場，大家會一起玩遊戲，像是床邊老師帶的桌遊、病房借的麻將、射氣球、射飛機、佈置病房的護理站，是舒緩大家不舒服的妙方，大家一起玩也不會覺得無聊，我們還會一起散步，一起參加病房的闖關，和喜願協會的志工們線上玩遊戲，而且節日時還有喜願協會、骨肉協會和病房發送的禮物。

在畢業前，我們還跟病友們在跨年連開三天的party，吃著一堆垃圾食物，還在病房的走廊上一起看演唱會，一起倒數，一起許願望，為二〇二一年的最後一刻畫下句點，也為我的治療畫下一個完美的符號，讓所有的痛苦一晃而過，雖然不能跟全家人一起看演唱會，一起倒數，那畢盡是我在醫院裡度過最快樂最難以忘懷的時光。

謝謝93大家庭的陪伴，讓我在醫院度過快樂且充實的每一天。

即使在醫院，但該過的日子不會少，該相聚的時刻不會忘，所以對於節日我們要讓它更有意義，這時更不忘要來點儀式感。

在醫院過的第一個節日是中秋節，而骨肉癌關懷協會早早就送來了老欉柚子，既然無法回家團圓，那我們93一家人當然也要來小聚一下。孩子們提到中秋節必吃的烤肉呢？那還不簡單，我一鍵下手，晚上我的好朋友福胖達就外送烤肉，大人聚們在一起剝柚子聊天，小孩們開心玩樂，度過了美好的中秋夜。

而中秋節過後馬上就是萬聖節，十月中旬護理站就開始在佈置萬聖節，孩子們看到護理師忙進忙出，護理師看著幾個好奇寶寶也邀請她們加入了幫忙佈置的行列，跟著床邊老師一起創造蜘蛛人大隊。萬聖節當天，九樓兒科病房的社工和老師們企劃了萬聖節闖關活動，我們號召一票孩子一起相約參加活動拿禮物，孩子們和社工們玩得很開心，也留下好多調皮可愛的畫面。

萬聖節過後幾乎是每次住院都會有的節日——冬至，有很多「齣頭」可以Happy。冬至一到，Fiona早早就點名要吃湯圓，我們當然不能免俗要吃碗熱呼呼的甜湯圓，媽媽們去骨肉癌關懷協會煮湯圓，帶回病房給大家享用，雖然小小一碗卻藏著媽媽們甜甜的愛，我們一起在醫院吃湯圓長一歲。

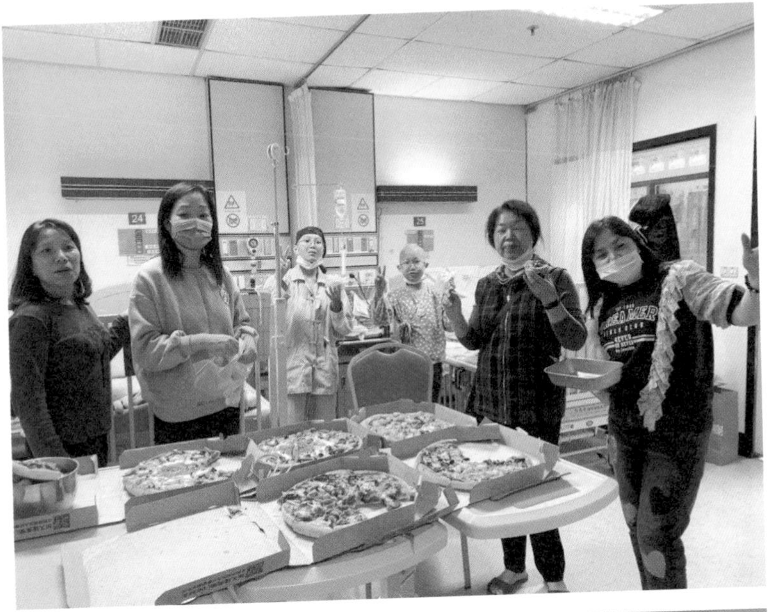

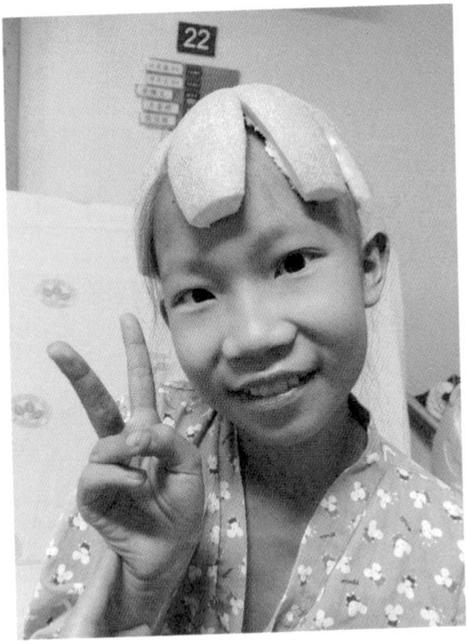

Fiona最後一次療程我們幾乎天天在歡樂中度過，先是迎來了聖誕節，病房一連好幾天都有活動，社工們舉辦手作薑餅屋活動，大家一起相招去手作，不管黏得好不好都是自己的創意，讓每個薑餅屋裡都住著小主人，而結束後又提著一大袋禮物回病房。

Fiona迫不及待的享受拆禮物的喜悅，接連好幾天有骨肉癌關懷協會、善心人士的禮物大放送，Fiona真的很開心，一直說這麼多禮物我們怎麼帶回家？而我開心的是Fiona在聖誕夜終於打完了最後的化療，沒有什麼比這更值得喜悅！

除了過節、禮物，還看到病房有全身裝扮的小丑出沒，這確實讓大家又驚又喜，原來是主治「玩耍」的紅鼻子醫生也開放可以進入病房內，他們逐一在病房內使出渾身解數的逗弄小孩，讓大小孩們開心的哈哈大笑，連媽媽們都看得目不轉睛，讓我們第一次體驗到紅鼻子醫生的魅力。

接著又遇到我的生日，想說喝杯下午茶悠閒的幫自己慶祝一下，醫院的麻吉媽媽們不知道從哪得知我的生日，特別買了蛋糕唱著生日快樂歌，讓我好感動喔！而貼心的醫生弟弟還專門請家人煮了豬腳麵線，感謝大家精心的安排，能和共戰的伙伴們在醫院一起度過難忘又有意義的五十歲生日。

跨年還在醫院，我呢，在醫院最後的使命當然就是要負責讓大家開開心心的過新年，外面放假幾天我們就慶祝幾天！第一天來個烤雞披薩趴，一群人集合在病房裡開心吃著特別外送的香噴噴烤雞，大家在一起就是特別美味和開心，補肉又補心。孩子們也約好在大窗戶前辦零食趴，等待101煙火跨年倒數的到來。我們特別鼓勵一個躺在床上的大哥哥跟我們一起倒數看煙火，推著他的病床一起到大窗戶前，將最佳視野留給他，在倒數後我們一起許下「大家都要健康」的新年願望！那畫面超級感動。有一就有二，大家又開始計畫第二天要怎麼慶祝，大家一致決定來個像辦桌一樣的快炒趴！我們點了快炒，坐著醫院的接駁車去將餐點取回來，看著大家聚在一起吃得津津有味，有說有笑，眞的很開心，吃也能讓大家很滿足。那第三天該怎麼辦呢？我們想著想著，最後一天也要團團圓圓，那火鍋最適合了，我們麻煩住在醫院附近的病友家人，幫我們外帶羊肉爐加菜又加料的送到醫院，讓我們在醫院一圓用超大湯鍋煮的美味火鍋趴，而這跨年就用圍爐火鍋趴做END，也爲我們在醫院的美好快樂日子畫下句點。

快樂是什麼？快樂就是敞開心扉，勇敢的踏出每一步，迎接嶄新的今天，快樂無所不在。

三十六、我們並不孤單，一起互相打氣的爸媽

我們無法讓壞事不發生，但可以讓自己變堅強。因爲，沒有過不去的今天，也沒有走不出的困境。在93裡面不論你家住得多麼豪華，家庭多麼富有，地位多麼崇高，來到這裡都有小孩、家人健康的煩惱，這是用錢也解決不了的問題。

在病房中，來來往往的爸媽，最容易互相認識的地方就是茶水間，因爲三餐要消毒餐具，裝水洗東西都要在那裡處理，茶水間也是最多爸媽聊天的地方，只要妳開口問候就能彼此認識，大家都會侃侃而談，而且大家療程都很長，所以每次住院都會相遇，不會、不懂的，只要走一趟茶水間，就能獲得解決，爸爸媽媽們也會互相交流哪裡的食物好吃，互相學習照護的方法，但這些物質需求都好解決，最難解的是內心的問題。

而家屬就是病友最堅強的後盾，與醫生同心合作，協助孩子面對病魔的挑戰，而且治療過程時間長，幾乎都在醫院生活，疾病本身並不可怕，最怕的是我們沒有勇氣，消極的看待疾病，讓心裡的擔憂積鬱成病，這對治療反而是減分的作用。想到剛

住院時我也是緊張擔憂，因爲有朋友和家人的鼓勵和對話，讓我就像在大海中抓住了浮木，一次又一次給自己加油打氣，因而安心度過困難。因爲自己走過，所以我懂得剛開始在93內心無助擔憂的心情。

Fiona開完刀能下床走路後，我們開始踏出病房更樂觀積極的面對治療，心能決定一切，只要將生命中的勇氣湧現出來就有機會克服困難。就像太陽出現，黑暗和陰影就會不見。我從小的信仰告訴我，人有無限可能，要發揮生命的力量去創造價值，我開始思考我在93病房能發揮什麼價值？怎麼樣讓在醫院生活的我們更快樂？湧起每個人心中的太陽，就是我努力的方向，我從自身開始做起，明朗有笑容的和大家問候，讓人遇到我就能感到心情爽朗，讓自己成爲開心果，所以我常常耍寶娛樂自己也娛樂別人，也積極找出小孩的共戰伙伴和玩伴，讓小孩開心快樂，照顧者也會快樂。早上我們會在大窗戶下曬曬太陽，聊聊天，話家常，大家互相鼓勵加油打氣，就像樹木遇到大風容易被吹倒，但如果有輔架支撐，樹就不會倒。所以我希望能給在93擔憂和不安的爸媽更好的協助與陪伴，因爲在93大家就像家人一般。關懷別人的心是會感染的，大家會漸漸互相關懷，病房變熱絡了，彷彿我家就是妳家般，也感謝大家的信賴，誰心情不好，誰需要聊聊都會來告訴我，我們會一起發揮關懷力量給她電到爆，連護理師也會跟我說有新病友來了喔！我就知道又有任務來了。

有一次剛轉來了一位確診白血病的小妹妹，並得知是由爸爸照顧，後來在污衣間外面遇到這位爸爸，我輕輕問了一句：「你還好嗎？」這位高大壯碩的爸爸馬上哭了出來，說他沒辦法接受，心疼女兒還那麼小就要面對這樣的病痛。這心情我怎會不懂呢？我拍拍他的背，用自己的經驗和他分享，要他擦乾眼淚，不能讓孩子再看到我們垂頭喪氣的樣子，現在的課題是要讓孩子明朗樂觀的面對治療。就這樣，我成爲他口中的阿姐，她女兒每天要來找的鹿港姨，我從只關心自己、被照顧的依賴人生，變成了幫助他人的利他人生。

爲人點燈明在我前，其實鼓勵別人也是在鼓勵自己，提醒自己要勇敢的面對考驗，打開自己生命的宮殿，也能連帶打開他人幸福的宮殿，在93我們不分你我，只要一句話、一個眼神就能相通，因爲我們93是一家人，大家有革命情感，不管在哪裡都不感到孤單，隨時都有一群人在背後加油打氣！

三十七、像回到家一般——中華民國骨肉癌關懷協會

妳在臺北有家嗎？有啊！我在臺北的家就是骨肉癌關懷協會，它像家一樣給我們溫暖！

像家一樣給我們遮風避雨！像家一樣給我們滿滿的鼓勵！像家一樣給我們一頓溫飽！

像家一樣讓我們輕鬆自在！像家一樣讓我們獲得慰藉！

一開始在北榮門診時主任有提到，住院後骨肉癌關懷協會的謙爸會和我們連繫，就在住院第四天，謙爸就帶了協會的資料到病房來拜訪，了解了我們就醫的過程後，一直說我們很幸運沒有耽擱直接就到北榮治療，並和我們分享他挑戰兒子骨肉瘤的心路歷程，也請我安心，如果有什麼需要可以和他聯繫。我將謙爸帶來的資料仔細研讀後，對於骨肉瘤有更進一步的認識，也對於治療過程更加了解，也對協會用心照顧病友感到十分敬佩，而謙爸更是每個禮拜都會到93病房，跟大家問候聊天，我有什麼不

懂的也會請教謙爸這經驗豐富的前輩。

協會更是三不五時到病房來送物資慰勞病童，有剛出爐的麵包、新鮮水果，中秋節、萬聖節和聖誕節更少不了協會送滿滿的禮物，而疫情趨緩後還在協會舉辦飲食和手作課讓大家學習，除了塡飽肚子外，還送禮物辦活動，眞的是面面俱到，關懷的無微不至。

關於吃，其實是住院中最重大的工作，我常說，吃的問題解決了今天的工作就完成了一半！住院前兩個月是醫院餐伺候，Fiona吃得愁眉苦臉哇哇叫，接下來就出動我的好朋友吳柏毅和福胖達，只要一鍵很快就到餐，大概一個多月的時間，這好友們的網頁一翻再翻還是找不出要吃什麼，這時候就派出自己最貼心的雙腳，踏出醫院搭配網路谷歌尋覓醫院附近的美食，但兩個月就要循環一次，又要上演吃膩戲了，幸好協會在十月底開放五星廚房支援，住院最後的兩個多月，也是我們最快樂和美好的日子。

下午四點散步到協會，我會先按一杯香濃咖啡，坐在中庭休息十分鐘，享受一下咖啡的香氣，如果時間還允許有空檔時，還可以坐按摩椅舒緩睡了幾晚陪病椅的肩頸痠痛，就像充飽電一樣，又可以精神抖擻的進廚房料理晚餐。協會的冰箱總是有滿滿的愛心補給品，讓我能煮出屬於媽媽的獨門美味。一開始不夠的青菜食材我會在醫院點福胖達送到協會，我走到協會福胖達也剛好送到，後來食材的使用量太大，我們發揮中部人的特性上市場買菜，利用星期日坐醫院接駁車到捷運站，再用走的到附近的石牌市場購買一星期的青菜和水果。

獨樂樂不如眾樂樂，孩子們和媽咪們不嫌棄我的手藝，共食的人數不斷增加，有時煮到十到十二人份的餐點，從簡單的海鮮粥到義大利麵、牛排、焗烤、丼飯、還有大腸包小腸，只要孩子們想吃，我們就盡量用魔法變出來滿足他們，他們吃得開心，我們煮得也開心，從原本只煮晚餐到增加午餐，一天兩餐雖然忙碌但沒有比他們能吃得下、吃得好更讓人開心。

每次住院等待快篩結果的車遊之後，爸爸總會在醫院附近加油站休息一下恢復體力，才有精神開車回家，而協會開放後，爸爸休息的場地從加油站換到五星協會休息站，從車椅小憩換到了舒服的按摩椅，按了再上，不是啦！是消除疲勞後再開車回彰化。

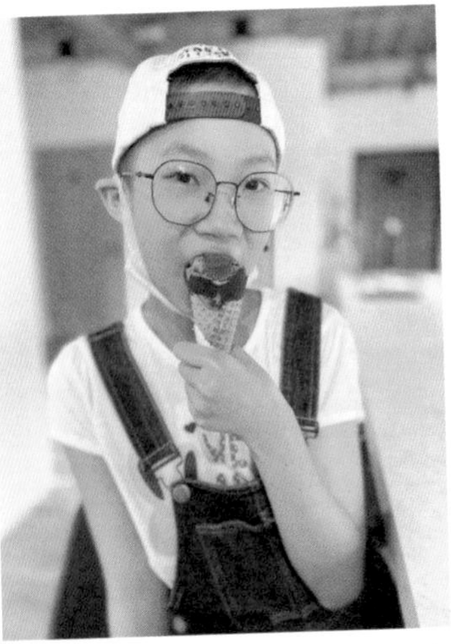

三十八、那些陪伴的百萬風景

窗外有風景，窗內有故事，風景依舊，故事待續……

剛開始住院我們選擇住單人房，病房內有一扇窗，這扇窗是我和外面世界的連結，也是我傾訴的對象。Fiona休息時，我會坐在窗邊的梳妝臺椅子上，窗外每天都有很多鴿子佇足，看著鴿子飛來飛去，我好羨慕牠們可以自由自在、無拘無束的飛翔，而在窗內的我們侷限在這空間裡，面對病魔的考驗。在輾轉的心思中，窗裡窗外分成兩個世界，但心情好壞是由自己來決定，我選擇轉換心境，藉由這扇窗，也要打開自己內心勇敢無懼的那一扇窗。看著窗外遠處觀音山的美景，心情也跟著山一樣平靜和安定，將內心鬱悶和煩躁通通排放出去，讓壞心情退散，迎接好心情。

我跟Fiona說，我們住院就像在住在飯店一樣，不用打掃，自動送餐，還有美景可以欣賞，有問題按個呼叫鈴，馬上就有人回應，Fiona說：「媽媽，這妳也想的出來，我眞佩服妳的想像力。」我跟她說，灰姑娘都能變成公主了，我們當然可以把住院變成住飯店啊！

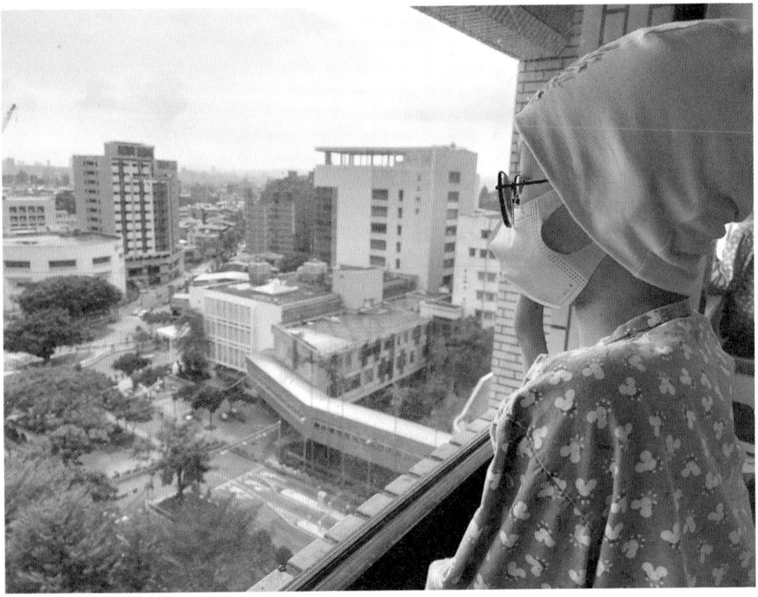

早上我會望向窗外，邊看風景邊做運動，下午會泡杯咖啡，坐在窗前喝個下午茶，看看鴿子看看山，和自己的心對話，雖然這裡沒有咖啡廳的裝潢，但無敵美景早就超越了硬體設備，內心無比享受，後來還特地從家裡帶了捷克買的琺瑯杯來搭配窗外的美景。

並不是每次住院都排得到單人房，第三次因爲兩間單人房都額滿，就這樣我們第一次踏出單人房的兩人世界，跟病友們一起同住，窗依舊在但孤獨不在了，病房內人來人往，熱鬧的氣氛感染了Fiona，她看到更多跟她一樣年紀的病友，她不是孤軍奮戰，是有很多戰友一起努力抗癌，從此我們就遠離兩人窩居的單人房，開啟歡樂的同住時光。

93飯店有兩種房型可以選擇，一種是山景房，一種是市景房，各有各的特色，山景房可以遠眺觀音山，白天看山的綠、天的藍，傍晚看夕陽西下彩霞滿山的美景。市景房可以看向圓山，還可以看到飛機穿過市區，而夜晚市區的大樓燈光和街上霓虹燈點亮後，北榮的景色更添幾分彩色與氛圍。山景房和市景房各有特色，共通點是都有百萬美景讓人盡收眼底。

但我們最愛和最漂亮的地方則是山景房和市景房交接處的走廊，有一大扇窗可以望向圓山和101，這片大窗明亮寬敞，也是爸媽們紓壓聊天的好場所，下午則是一邊曬太陽享受陽光SPA，一邊玩桌遊的好地方，既健康又兼具娛樂。

有時看到紫紅的雲彩倒映在山頭，這麼美的晚霞怎能獨享？我會先拍照然後吆喝大家一起欣賞夕陽美景，窗外時時有驚喜，在國慶日前還能看到成群戰機在高空中預演。我甚至連每天幾點會有飛機從天際穿越市區降落松山機場都一清二楚。而跨年，我們還在醫院，大小朋友們早早就約定好，要在大窗戶前來個遠望101的跨年零食趴，一起開心對著窗外大喊倒數，看著101的煙火秀，一起許下大家都要健康的願望。

那扇窗不分晝夜，不分陰晴始終都在，陪伴我們度過二百零二天的醫院人生，而不變的是風景依舊，但故事已有好的結局。

三十九、美麗的戰疤

既然不能按暫停鍵讓時光停止，也不能按倒退鍵回到無憂無慮的歡樂時光，那就讓Play鍵繼續播放現實的挑戰，Go!

罹癌一開始對Fiona是個打擊，原本該打打鬧鬧、活潑天眞的年紀卻被癌症扯了後腿，不得已要提早長大面對生病的考驗，除了不能上學外，遠離了人群，遠離了同學，長時間待在醫院治療跟病魔搏鬥，開始面對很多沒做過的第一次：第一次切片裝人工血管手術，第一次打化療，第一次輸血，第一次接到病危通知，第一次右大腿開刀，第一次拿助行器學走路……太多太多不能逃避的第一次，如果心想「又來了！好辛苦喔！」總是垂頭喪氣愁容滿面、怨天尤人，那是沒有辦法解決困境的，只會讓我們更悲慘。哭過了就擦乾眼淚，痛過了就知道堅強，在短短的八個月內嚐盡太多的第一次，也一次次的超越過來。

Fiona從爲什麼是我的埋怨，到漸漸接受、積極面對、主動參與治療，這小妮子從原本只敢問媽媽、躲在媽媽後面，轉變到可以自己主動問醫生或護理師接下來要做

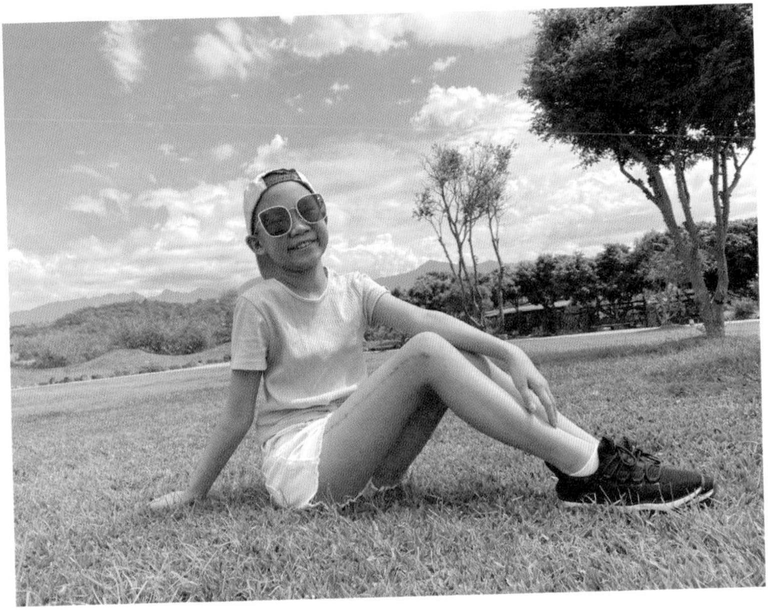

什麼治療，她自己心裡有個底，也知道如何配合，血球低就知道該認眞吃，注意身體各部位有無傷口，肝指數高就知道要提早休息進行養肝大計畫，愈是該挑戰的事情，愈要歡喜的奮勇前進，精神抖擻地奮戰，堅持的挺過來。

五次化療後，Fiona就將面臨右大腿的手術，說不害怕是騙人的，但該來的還是要面對，我們母女互相激勵打氣，聰明的她轉移目標跟爸爸說，爲了鼓勵她不害怕面對手術，要送她一個禮物做爲紀念。寵愛女兒的爸爸說，那有什麼問題呢？Fiona心情轉換成「我要什麼許願禮物」，暫時忘了即將到來的手術，讓Fiona降低緊張的心情。我想，好心情對手術是絕對有幫助的，手術當天從害怕、等待到手術，歷經整整十小時，麻醉清醒後Fiona最直接的改變就是，從右大腿到膝蓋處包了一道長長的紗布，還有一雙腫脹如核桃的雙眼，我笑她的最新造型眞的很特別，Fiona卻喊著肚子好餓！不理會我的幽默，但我內心卻是開心，因爲會餓就表示精神來了！感謝手術非常成功，腫瘤的壞死率也很高，這道傷口曾經流血、痛過，傷口縫合後會慢慢癒合，傷疤也會慢慢結痂，我們細心盡力的照顧這道傷口，不敢大意，它要乖乖癒合，絕對不能發炎感染才能順利後續的化療，Fiona也積極下床復健，想儘快使黃金右腿重生。手術後六天就出院，坐上爸爸的車，看著放在座位旁的禮物，Fiona開心大叫，領到了人生的第一隻手機，這或許是另類的獎勵，她又超越了一次關卡。

凡事都能找出歡喜的人，必能將一切轉爲歡喜，手術後所有的一切都跟著轉換，我們開始找出在醫院能歡喜的事，因爲要下床練走路，我們找伴一起聊天散步，因爲無聊我們找伴玩耍，不再侷限於自己的痛苦，甩掉煩惱，傷痛就像傷口一樣漸漸癒合，復健也越來越順，傷疤變得更淡，路走得更穩。我問Fiona這道傷疤會醜嗎？她說：「不會啊！以後穿衣服也不需要特別把它遮掩起來。」聲音中充滿自信和自豪，好樣的小妮子，這道戰疤記錄著自己曾經多麼努力的挑戰過來，傷口會癒合，疤會淡，但奮鬥過的一點一滴卻不會淡忘，而這美麗的戰疤是要告訴自己那些不完美的日子，因爲勇敢堅強而挺過來了，未來要過得更加美好，更加快樂。

希望能像知名喜劇泰斗卓別林那樣，面對任何事都能一笑置之，將逆境轉變成歡樂，痛快地活出精彩的人生。

四十、背後堅強的後援會——庭庭加油站

在確認北上門診後，在臺北的好友怕我不熟悉環境會在醫院中走丟，趕到北榮與我們會合，陪伴在我們身邊，其實好友的陪伴是無形的加油打氣。在確認病情及住院時間後，我沒有太多的時間可以去埋怨，先安頓好大女兒後，我抓緊時間準備住院事宜，和先生協調分工，他負責照顧姐姐，我全心陪伴妹妹在臺北治療。

住院第一天，在北部的好友馬上來探訪，兩位好友都曾經罹患癌症，與我經驗分享，給我滿滿的關懷和鼓勵，而遠在美國的好友更是每週不間斷的關心問候，給我滿滿心的力量。

我很晚婚，三十八歲才生下Fiona，我一直很盡責的陪伴和照顧兩個孩子，但卻發生Fiona罹癌，我一開始很自責爲什麼沒有早點發現不是生長痛，如果我早點有這些知識是不是就能減輕病情的發展？這內疚的心情常在夜裡反覆一再上演，我不怕嗎？錯！我非常怕，我怕她離我而去，內疚擔憂的心，不斷的想要吞噬自己，幸好我有一個很好的信仰，在我心裡惶恐不安時，給我安定的力量，哭並不能解決問題，自

責也無濟於事，克服恐懼最好的方法就是讓自己的生命力變強，每天不斷的鍛鍊跟自己的內心喊話，給自己加油打氣，我告訴自己，在醫院一定要認眞吃才有體力，才能照顧好孩子，時時提醒自己情緒要穩定小孩才會安心，積極的學習照護給孩子最大的守護。

化療前就先來個震撼教育，腫瘤的數據和檢查狀況並不是很好，醫生也很擔憂，臨時調整了化療藥施打順序，期望強的化療能發揮功效先抑制住癌細胞。面對如此迎面而來的襲擊，我們沒有退路，打仗就要提振士氣，我們更要成爲Fiona的堡壘，好好守護她！我馬上就成立了一個Line群組，名爲「庭庭加油站」，成員有外婆、爸爸、姐姐、姨媽、舅舅，每天我在群組裡發佈當天治療及要做的事，一起祈求一切順利，大家也各司其職，姐姐自律獨立讓我無後顧之憂的在醫院照顧妹妹，爸爸會每天照三餐打視訊陪Fiona聊天，姨媽負責搞笑是輕鬆時間，這是一個最強的後援會，而外婆家就是最好的信心旅館，充飽了愛的能量後再回到醫院治療。

雖然帶著滿滿的決意出發，但人的生命境界很容易就跟隨著周遭的情況而一喜一憂，這時候就很需要別人的鼓勵和指點，還好我有衆多的好友可以陪我說說話，讓我有傾訴的對象，我也會透過閱讀書籍強化內心能量。手機常常有親朋好友們傳來的很多鼓勵話語，我看著手機裡的內容不自覺的感動掉淚，Fiona緊張的說，媽媽妳怎麼哭了，我告訴她，媽媽是感動的落淚，因爲我們並不孤單，好多人跟我們一起打這場戰，無時無刻與我們同在，給我們滿滿的正能量，而我們何其幸福，擁有這麼多的眞心好友在背後關懷，全力的後援，眞的很幸福。

我要把大家給我的鼓勵化爲行動，我也開始在病房創造更大的價值，從自己開始，從心出發，讓病房的媽媽爸爸們能和我一樣甩開煩惱，歡喜的來超越困難，把這個鼓勵的力量傳遞出去，成爲別人堅強的後援、信心的加油站。

四十一、太陽出現陰影必會消失，冬必為春

如果缺乏希望就自己創造希望，如果灰暗那就自己成爲太陽。太陽一直都在，只是被烏雲遮住，烏雲一走，太陽依舊燦爛，人即使在痛苦當中，也絕不可失去內心的光輝，就像冬天過了，春天一定會到來。

孩子得到癌症，是父母心中最大的痛，我常在夜深人靜時，看著熟睡的Fiona，忍不住心疼的落淚，但我的寶貝，眞的很堅強，沒被這些考驗打倒！我也要比她更堅強，帶著她超越未來的種種困難！相信這些考驗將成爲她未來人生的資糧！

我就是有煩惱小孩病業的宿命，才會遇上這個課題，那我就要堅強的面對它，超越它，感謝我有一個非常棒的信仰，在我擔心害怕時給我力量的泉源，讓心能安定下來，拿出生命中的勇氣帶著女兒明朗的超越病苦，創造更大的生命價值。

治療的過程中不論處境如何，自己要決意成爲太陽，悠然地超越下去。我們開始不埋怨、不哭泣，讓小孩站起來走出去，如何強化心的能量很重要。說到太陽當然也有被烏雲覆蓋的時候，但是即使是陰天，太陽仍舊是太陽。我常常會因病情的起伏

煩憂，被壓得喘不過氣，但每天都像在開牌一樣，不管是好牌還是壞牌都要努力過下去，不可失去內心的光亮，撥開烏雲讓太陽重現。

罹癌就像是遇上苦難的冬天，正是思考該如何奮戰，該如何充實度日的時候，並要確信春天必將到來，所以冬天是為了美好的春天而充電、鍛鍊的時期。與其關在自己的病房中，不如走出去訓練自己，當妳自己歡喜，看見妳滿溢歡喜的人也會同樣充滿歡喜，從自己開始，用生命影響生命，我明朗主動的和媽媽們互動，慢慢的大家越來越熱絡，互相學習照護，互相精神喊話，一起曬曬太陽，一起喝杯下午茶放鬆心情，遇到病情比較挑戰的家屬，我們大家就會發揮各自的專長，有的說笑有的陪伴，在最困難時並不是一個人奮戰，而是大家一起陪伴度過，讓愁容轉變成笑臉。感謝能在93遇見一群共戰的爸爸媽媽們，有苦同擔，我們累了慌了一起擁抱哭泣，不服輸的面對層層考驗，我們一起相互打氣守護孩子，也讓戰場充滿激昂與歡樂，我們一起走過點點滴滴，一起情誼共戰，一起撥開心中的烏雲，讓心中希望的太陽出現。

治療這段路的心情起伏，絕非三言兩語可以形容，在醫院看盡了生離死別，前兩天還可以聊聊天的病友，一下就生命殞落，看盡了生命的脆弱和無情的生離死別，心的能量一定要強，更要提醒自己珍惜現在所擁有的，但心也不是說強馬上就能變強，而是不斷的練習、不斷的修正，很感謝背後全力支持的家人和一群朋友們給我們的鼓勵和關懷，在我擔憂時給我希望，在我疲憊時給我溫暖，支撐著我、陪伴著我一路挑戰過來，在醫院的二百零二天雖然漫長，但我們經歷冬天的嚴寒挑戰，不服輸的前進，一刻也沒擔誤化療，順利在八個月完成療程，迎取勝利春天的到來。

在治療的路上我歸類了幾個小小心得：

（一）相信專業，醫病同心，力量相乘。
（二）穩定自己的情緒，趕走負能量，才能有好的身心靈照顧孩子。
（三）主動尋求病友家屬協助及照護經驗分享。
（四）注意飲食把關，吃的對才能讓血球up、up。
（五）詳實做好各項化療指數記錄，做爲參考（武林祕笈）。
（六）帶孩子走出去認識更多病友，讓同儕間共戰的繫絆，互相鼓舞。
（七）適時讓自己休息，吃飽睡好，才有體力守護孩子。
（八）信心會釋放出無比的力量。

「經歷痛苦深淵，是體會生命真髓的契機。正因嘗過苦惱，才更要活下去，不斷

前進。讓悲傷成為使自己更成長的糧食，造就更出色的自己，這是經歷苦惱的你才能辦得到。」——池田大作

Fiona的話：我，畢業了！

我，畢業了！

現在的我不在是一個生病的女孩，現在的我很健康，我經歷了無數次難以承受的化療，還感受了開刀後的痛苦，雖然這段路不好走，很艱辛，也很責備上天會什麼選了我，選了一些無辜的孩子們，無辜的家庭，但必定有他的用意，人生躲不過的事那麼多，既然躲不掉那就來吧！

每個人的人生有「生、老、病、死」，不一定是完美的，但只要努力，奮戰下去，就有機會成功。雖然我的十二歲人生並不完美，但我努力了，我成功了。

人生的路程很漫長，也會遇到坎坷，但遇到了，就不能回頭，必須坦白、接受、面對，創造自己的生命價值，人生才有意義。

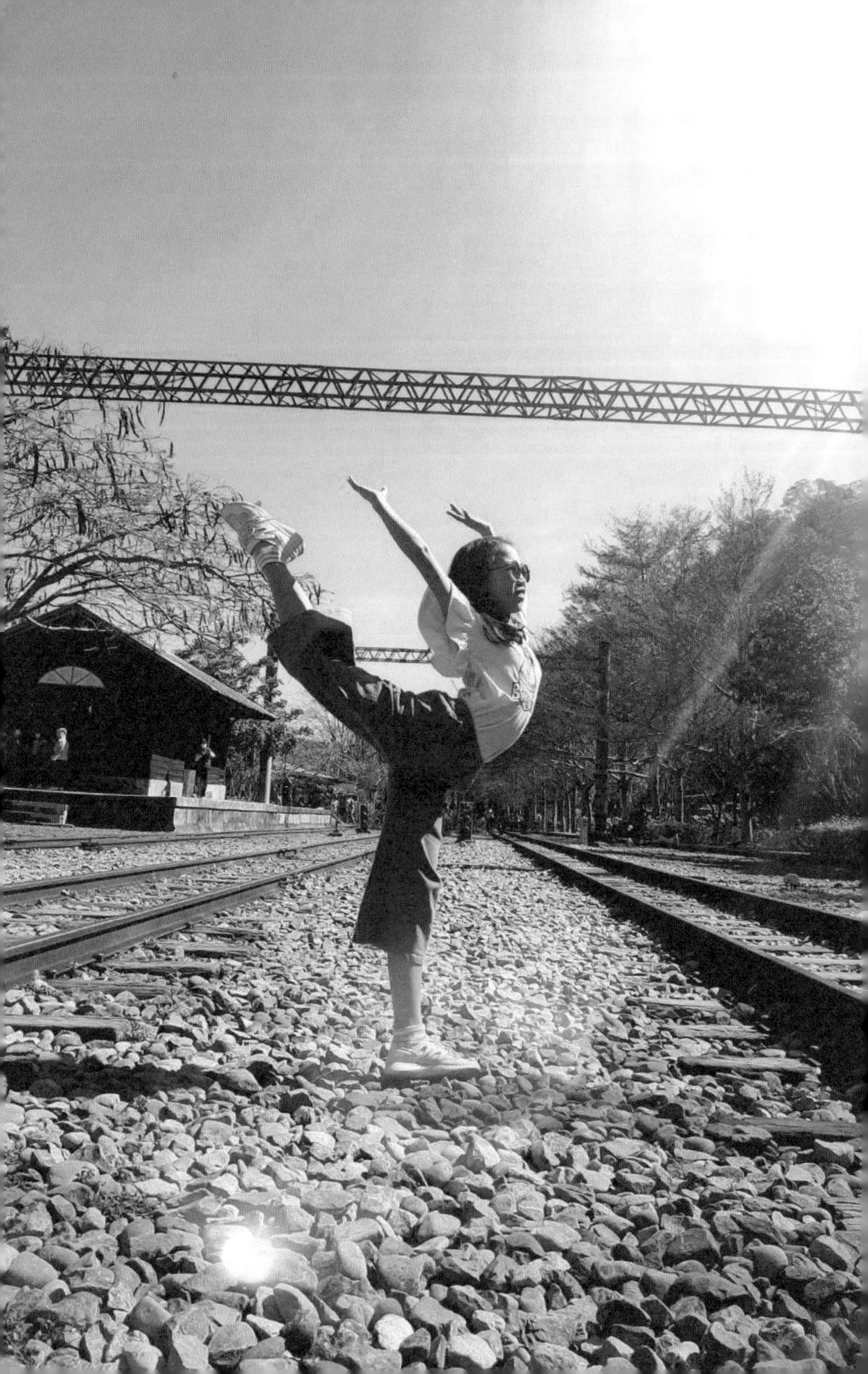

國家圖書館出版品預行編目資料

那隻愛跳舞的腳受傷了：陪伴Fiona在93癌症病房的奮戰手記，母女攜手共創十二歲的逆轉勝！／徐麗玉、王御庭合著. --初版.--臺中市：白象文化事業有限公司，2023.2

面； 公分

ISBN 978-626-7253-00-7（平裝）

1.CST: 癌症 2.CST: 病人 3.CST: 通俗作品

417.8 111019568

那隻愛跳舞的腳受傷了：
陪伴Fiona在93癌症病房的奮戰手記，母女攜手共創十二歲的逆轉勝！

作　　者　徐麗玉、王御庭
校　　對　徐麗玉、林金郎
發 行 人　張輝潭
出版發行　白象文化事業有限公司
412台中市大里區科技路1號8樓之2（台中軟體園區）
出版專線：（04）2496-5995　傳真：（04）2496-9901
401台中市東區和平街228巷44號（經銷部）
購書專線：（04）2220-8589　傳真：（04）2220-8505
專案主編　黃麗穎
出版編印　林榮威、陳逸儒、黃麗穎、水邊、陳媁婷、李婕
設計創意　張禮南、何佳諠
經紀企劃　張輝潭、徐錦淳、廖書湘
經銷推廣　李莉吟、莊博亞、劉育姍、林政泓
行銷宣傳　黃姿虹、沈若瑜
營運管理　林金郎、曾千熏
印　　刷　基盛印刷工場
初版一刷　2023年2月
定　　價　280元